AF602376

Extrait de la Revue coloniale (juin 1852).

DE

L'ENDÉMIE DYSSENTÉRIQUE

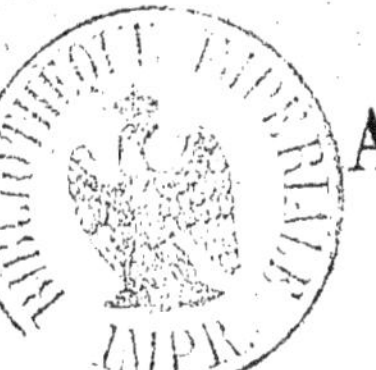

A SAINT-PIERRE

(MARTINIQUE),

PAR M. LE DOCTEUR DUTROULAU,

SECOND MÉDECIN EN CHEF DE LA MARINE.

PARIS,

IMPRIMERIE ET LIBRAIRIE ADMINISTRATIVES

DE PAUL DUPONT,

Rue de Grenelle-Saint-Honoré, n° 45.

1852

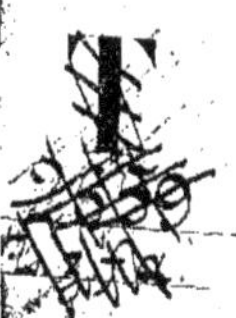

Extrait de la Revue coloniale (Juin 1852).

DE

L'ENDÉMIE DYSSENTÉRIQUE

A SAINT-PIERRE

(MARTINIQUE),

PAR M. LE DOCTEUR **DUTROULAU**,

SECOND MÉDECIN EN CHEF DE LA MARINE.

Un traité général de la dyssenterie me paraîtrait aujourd'hui une superfétation. L'étude particulière de cette maladie dans une localité importante, où son étiologie et son diagnostic même n'ont pas été présentés encore sous leur véritable jour, m'a paru utile.

Les rares documents où j'ai pu puiser des notions sur la situation médicale de l'hôpital de Saint-Pierre ne remontent qu'à 1830. Ce sont les rapports mensuels et trimestriels fournis, d'après les prescriptions réglementaires, par les médecins en chef, chargés successivement de la direction de cet hôpital. Ces états sont incomplets, soit dans leur nombre, plusieurs numéros ayant été perdus, soit dans leur rédaction ; car c'est tantôt le tableau des maladies par genre, tantôt celui des morts, tantôt enfin l'historique médical qui manque. Ils sont pourtant assez nombreux pour servir de base à des appréciations de quelque importance.

C'est après avoir constaté les différences radicales qui existent entre mes prédécesseurs et moi, dans la manière d'envisager l'étiologie, la nature, le traitement, et par suite la classification des maladies qui s'observent à l'hôpital de Saint-Pierre, que j'ai senti le besoin, je dirai même le devoir, de faire connaître le résultat de mes observations plus conformes, je crois, aux idées admises aujourd'hui par la généralité des médecins.

Ainsi, pendant une période qui embrasse les années 1830, 1831, 1832 et 1833 jusqu'au mois de juillet, et pendant laquelle MM. Reynier et Garnot se sont succédé dans la direction du service, les maladies portées aux tableaux sont classées d'après les idées physiologiques qui avaient alors exclusivement cours dans la marine. Les différents degrés de la dyssenterie endémique que nous observons aujourd'hui sont désignés par des appellations ayant pour point de départ commun la gastrite, telles que gastro-entérite, gastro-colite, gastro-hépatite, et par celles de diarrhée et de dyssenterie. Toutes les fois que l'hépatite vient compliquer la dyssenterie, c'est l'hépatite qui est présentée comme la maladie principale, et la dyssenterie est reléguée au second rang.

On doit pressentir quelle a été, sous l'influence de telles idées, la thérapeutique mise en usage dans le traitement de ces maladies. Tous les rapports ne parlent que d'antiphlogistiques et d'adoucissants; M. Garnot ne cite même quelques astringents que pour prévenir les praticiens contre leur action incendiaire. M. Reynier a plus de hardiesse : il conseille brièvement quelques minoratifs et même, dans certains cas, l'ipéca à la brésilienne.

Quant à l'étiologie, elle devait s'accorder avec la théorie de l'inflammation considérée comme cause prochaine des maladies, et M. Garnot ne la fait consister que dans les habitudes vicieuses et les écarts de régime des militaires. M. Reynier, dans deux ou trois comptes rendus seulement, dit : « Que l'augmentation du chiffre des maladies est due peut-être à l'influence de la chaleur; mais que c'est surtout au tafia dont les militaires font abus, qu'il faut l'attribuer. »

Pendant une autre période, depuis juillet 1833 jusqu'à la fin de 1839, le dogme physiologique prend des allures plus tranchées encore. C'est seulement pour la forme que la dyssenterie figure au tableau; car, dans le cours des rapports, elle n'est pas même indiquée par son nom. La gastrite est le point initial de toutes les affections abdominales, et il n'est plus parlé que de gastro-entérites, gastro-colites, gastro-hépatites, gastro-entéro-colites. Cette dernière est destinée à remplacer la dyssenterie grave, et doit, au mot *entéro* qu'elle contient de plus, le caractère qui la différencie de la gastro-colite, qui désigne la dyssenterie légère.

La fièvre intermittente a fini par disparaître entièrement des tableaux ; et l'opinion émise très-souvent, qu'il n'y a pas de fièvre à Saint-Pierre, laisse facilement deviner qu'on a donné à cette maladie une dénomination différente. Quant aux fièvres pernicieuses, aux mauvaises fièvres si fréquentes et si graves à Saint Pierre, il n'en est fait aucune mention, et leur nature méconnue les a fait placer parmi les gastro-céphalites, dont le nombre est grossi d'autant, et parmi les gastro-entérites graves. Peut-on se méprendre, en effet, sur la nature de la maladie suivante : — « Le nommé Miran (Pierre) entra, le 26 décembre 1836, pour une gastro-céphalite qui fut combattue par la saignée, et des applications de sangsues sur l'épigastre et le trajet des jugulaires. Quoique ces moyens eussent produit une amélioration très-sensible, cet homme fut emporté, le 29 à midi, si promptement par une congestion sanguine cérébrale, qu'on n'eut pas le temps de l'attaquer.. »

D'ailleurs, ce sont habituellement la forme comateuse et la forme cholérique ou algide que présentent ici ces fièvres graves paludéennes, et c'était à la gastro-céphalite et à la gastro-entérite que l'on devait, avec de telles idées, les rapporter.

Ces appréciations sur la nature des maladies indiquent assez le traitement qui leur est opposé pendant cette période : tout évacuant, tout opiacé, tout astringent est impitoyablement condamné; les antiphlogistiques purs, au point de vue de la médecine dite physiologique, sont seuls employés. Les idées sur l'étiologie ne sont plus les mêmes. L'étude attentive des phénomènes météorologiques a conduit à admettre que tous les éléments qui constituent la météorologie des pays chauds, agissent directement comme irritants sur les fonctions digestives, et sont la cause des phlegmasies que présentent ces organes. Quel que soit le mois de l'année et la variété de la météorologie, tous les rapports commencent par ces paroles sacramentelles : « Sous l'influence de cette constitution atmosphérique, nous avons vu dominer les affections gastro-intestinales. »

Parmi les divers éléments, la direction du vent est souvent invoquée comme cause principale ; l'augmentation de la chaleur, la pluie et l'électricité qui l'accompagnent presque toujours, ne sont que secondaires.

Il est donc tenu compte, pendant cette période, des causes météorologiques ; mais les idées systématiques de l'école physiologique s'opposent à ce qu'il en soit tiré des conséquences avantageuses. Les causes occasionnelles sont toujours presque exclusivement les écarts de régime. Des causes qui tiennent au sol, il n'est fait aucune mention; et l'on ne reconnaît pas, dans les influences d'air et de lieu, ces deux grandes sources des endémies et des épidémies, les causes spéciales qui impriment à toutes les maladies leur cachet particulier, et qui rendent si peu variée la pathologie des pays chauds.

Pendant un moment, en 1841, la classification des maladies change, et les fièvres continues, rémittentes, intermittentes, viennent prendre la place des gastro-entérites pour la fréquence; c'est qu'un nouveau médecin en chef arrive de France, et apporte l'esprit d'observation de l'école éclectique. Malheureusement, le seul rapport trimestriel qui reste de cette époque dans les archives ne fait pas pressentir comment a pu être appréciée l'action des causes générales, ni quel caractère aurait été attaché aux affections locales.

Bientôt reparaissent exclusivement les dénominations qui appartiennent à la nosologie inflammatoire et physiologique. Cependant, les fièvres continues, rémittentes, intermittentes, simples ou pernicieuses, ont repris leur place. Mais on chercherait vainement encore l'indication d'influences étiologiques autres que les variations atmosphériques qu'amènent assez régulièrement les saisons, et, comme causes occasionnelles, la mention de la qualité des eaux, et des écarts de régime de tout genre.

Mais la médecine est faite par de vieux praticiens coloniaux, et s'ils se sont imposé les termes d'une classification spéciale, ils sont restés libres dans l'emploi des moyens de traitement, dont l'expérience leur avait si souvent prouvé l'efficacité. Les évacuants de toute espèce trouvent, dès lors, une large place dans le traitement de la dyssenterie.

Par ce rapide examen, j'ai tenu à prouver : 1° que, jusqu'aujourd'hui, l'endémie de Saint-Pierre a été considérée, par les médecins qui ont dirigé le service de l'hôpital, comme composée de plusieurs maladies distinctes, localisées, de nature inflammatoire et d'appellations variées; 2° que ce n'est que dans des agents isolés, variables, agissant toujours comme irritants, qu'on est allé chercher son étiologie.

C'est à signaler les véritables causes de la maladie, et à ramener à l'unité dyssentérique, ces variétés de maladies abdominales, que vont tendre maintenant mes efforts. Puissé-je démontrer que je suis dans le vrai, et légitimer ainsi le caractère d'utilité qui peut seul excuser ce travail.

ÉTIOLOGIE.

La dyssenterie est endémique à Saint-Pierre : ce fait est incontestable.

Elle y est permanente ; elle sévit sur un grand nombre de sujets à la fois ; elle est évidemment due aux influences d'air et de lieux.

La dyssenterie s'observe un peu partout à la Martinique, comme les fièvres, qui constituent l'autre grande endémie de la colonie. Mais, nulle part, cette affection ne présente un aussi grand nombre de cas et ne sévit d'une manière aussi continue qu'à Saint-Pierre, ce qui prouve l'influence de la localité sur le caractère endémique de la dyssenterie. Quelques développements et quelques rapprochements feront encore mieux sentir cette proposition.

Dans les pays chauds, la permanence de phénomènes météorologiques toujours les mêmes, à de légères différences de saison près, doit naturellement donner lieu à des manifestations pathologiques également permanentes et en rapport avec les agents météorologiques. Ainsi, la chaleur élevée et constante, la grande humidité, l'électricité, sont certainement des conditions indispensables à la manifestation des dyssenteries, des fièvres qui règnent continuellement à la Martinique, et qui y sont endémiques.

Mais une vérité aussi importante au moins que la précédente, c'est que les conditions différentes que présente le sol, suivant les localités, exercent aussi une grande influence sur la nature de ces maladies et sur leur intensité. N'est-ce pas le sol, en effet, qui fournit ces foyers de miasmes constamment en fabrication, qui présente ces variétés de disposition et d'élévation destinées à faire varier l'action de certains agents météorologiques ?

Suivant Hippocrate, l'endémie peut exister en dehors de toute influence nuisible de l'atmosphère ; l'épidémie ne le peut point. D'après Van-Swieten, les causes de l'endémie, c'est-à-dire d'une maladie régnante sur une portion plus ou moins nombreuse d'habitants, sont, en général, locales et indépendantes des conditions de l'atmosphère ; elles paraissent plutôt tenir à la nature du terrain, à la qualité des eaux, à l'exposition du sol.

M. Ferrus dit : « On comprend, sous la dénomination

d'endémiques, les maladies qui, produites par des causes locales, sont particulières à certains climats, à certaines contrées, et y règnent constamment à des époques fixes, différant des maladies épidémiques en ce que celles-ci exercent momentanément leurs ravages, et sont dues à des causes générales, dont l'action sur les populations est passagère. (*Compendium de médecine.*)

Il est donc bien reconnu que les causes locales, celles qui dépendent du sol, de ses accidents, de sa composition, de ses produits, etc., ont une influence beaucoup plus grande sur les endémies que les causes atmosphériques, tout en admettant pourtant que certaines conditions atmosphériques générales sont indispensables à l'existence de ces endémies; mais ce ne sont pas elles qui règlent l'espèce, la nature de la maladie endémique.

La Martinique, comme la plupart des colonies et des pays chauds, nous offre des preuves incontestables de cette vérité. Ainsi, les différents éléments qui constituent l'ensemble des causes atmosphériques sont à peu près les mêmes sur tous les points de cette île; et, pourtant, quelle différence dans la nature et la gravité des maladies suivant la localité! A Saint-Pierre, les cinq sixièmes des malades admis à l'hôpital sont des dyssentériques; à Fort-de-France, ce sont les fièvres paludéennes qui alimentent presque en totalité le service médical. Ces manifestations se retrouvent analogues parmi la population des villes : aussi, quelles différences dans la topographie de ces deux localités! Mais, si vous quittez les centres de population, et que vous vous transportiez sur ce beau plateau qui forme le quartier Nord de l'île, là vous ne trouvez plus de causes d'endémie, aucun foyer permanent de miasmes; partout, des terres cultivées, étendues sur un vaste plateau qui est incliné vers les vents alizés, depuis la racine de la montagne Pelée jusqu'à la mer, au-dessus de laquelle il s'élève progressivement de 100 jusqu'à 300 mètres. C'est là un été d'Europe perpétuel, et on n'y trouve guère non plus que des maladies européennes, des affections catarrhales, des phlegmasies locales, etc.

Mais par quelle prédilection la ville de Saint-Pierre est-elle le séjour de la dyssenterie? Assurément, il est facile de pressentir, à l'aspect seul de sa disposition générale, que les maladies qui y règnent doivent différer, par exemple, de celles de Fort-de-France; mais ce n'est pas assez, il faudrait pouvoir spécifier laquelle des défectuosités de sa position, de sa construction, de son hygiène, influencée peut-être par les causes atmosphériques, est la cause spéciale de l'endémie dyssentérique. Malheureusement, on n'est pas plus avancé pour la dyssenterie que pour les autres endémies, et l'on ne peut qu'indiquer les conditions générales au milieu desquelles elles naissent. Aussi, ne dirai-je quelques mots de la disposition de la ville de Saint-Pierre que pour la comparer à celle de Fort-de-France, et mieux faire ressortir la différence des deux localités affectées par deux endémies également différentes.

Saint-Pierre est bâti sur un sol rocheux, formant un demi-cercle concave au fond de la baie qui porte son nom, et disposé en amphithéâtre, depuis le bord de la mer jusqu'à la falaise où il se termine. Fort-de-France est construit sur un fond madréporique, plat, situé au niveau de la mer, et formant un carré dont deux côtés sont baignés par les eaux de la mer, et les deux autres par un canal.

Les rues de Saint-Pierre sont sillonnées dans tous les sens par de larges et profonds ruisseaux auxquels l'inclinaison du sol et la crue des eaux donnent quelquefois l'aspect de petits torrents; ce sont ces ruisseaux qui font la propreté de la ville; on leur confie toutes les immondices qui peuvent se produire dans l'intérieur des maisons, et ils les promènent à travers les rues qu'ils parcourent et qu'ils infectent, jusqu'à la mer où ils se jettent. Fort-de-France ne trouvant pas d'écoulement pour ses eaux, a des ruisseaux qui forment sur plusieurs points des flaques qui deviennent de véritables foyers de miasmes palustres.

Saint-Pierre est appuyé à une falaise qui termine brusquement un plateau de près de 100 mètres d'élévation. Cette falaise, se dressant à l'Est comme un mur, garantit la ville de l'action des vents alizés jusqu'à l'endroit où elle est divisée en deux parties, le Fort et le Mouillage, par la rivière du Fort, et la laisse exposée au soleil qui darde perpendiculairement ses rayons sur elle pendant les trois quarts de la journée. Fort-de-France n'est point abrité du côté du vent, et reçoit librement la brise qui lui apporte les miasmes de plusieurs quartiers marécageux placés au vent de la ville.

Je ne pousserai pas plus loin ce parallèle. La différence des conditions géologiques fait assez soupçonner la différence des endémies dans ces deux localités. A Saint-Pierre, inégalité de sol et d'aération, foyers d'agents impondérables d'une nature particulière ; à Fort-de-France, terrain bas, marécageux, recevant une brise constante qui sert de véhicule aux miasmes de marais voisins. Une remarque donnera encore plus de force à l'influence de ces dispositions locales ; c'est que les deux villes principales de la Guadeloupe, Basse-Terre et Pointe-à-Pître, offrant entre elles les mêmes différences de sol, on y rencontre des endémies semblables pour la nature de leurs manifestations à celles de leurs sœurs de la Martinique. Et pourtant, la météorologie ne présente guère de variation, si on l'observe dans l'un quelconque de ces centres de population.

Cette météorologie est assez connue pour que je me dispense de la donner en détail, et je n'indiquerai que ce qu'il me semble utile de rappeler pour l'étiologie de la dyssenterie.

J'ai fait un relevé des observations météorologiques prises réglementairement par le pharmacien de garde de Saint-Pierre, à quatre heures différentes du jour : six heures du matin, midi, deux heures de relevée et six heures du soir. Ces observations embrassent une série de dix années de 1834 à 1838 et de 1845 à 1850 inclusivement ; j'ai dû négliger la période de 1839 à 1844, pendant laquelle a duré la dernière épidémie de fièvre jaune. Je donne ici ce résumé : je me bornerai à en tirer les conséquences qui me sont utiles.

Résumé des observations météorologiques, prises par mois pour une série de dix années, de 1834 à 1838, de 1845 à 1850.

MOIS.	THERMOMÈTRE.			BAROMÈTRE.		HYGROMÈTRE		PLUVIOMÈTRE		DIRECTION des vents.	PHÉNOMÈNES DIVERS.
	Maximum.	Minimum.	Moyenne.	Maximum.	Minimum.	Minimum.	Maximum.	Minimum.	Maximum.		
Janvier	31	22	26.5	766	762	60	100	56	300	Vents dominants du Nord à l'Est.	Trois petits ras de marée.—Un tremblement de terre.
Février	31	22	25.3	766	762	60	100	95	210		Trois ras de marée.—Trois tremblements de terre.
Mars	31	22	26	764	762	65	100	17	190		Trois petits ras de marée.—Éclipse de lune.
Avril	31	22.5	27.5	766	762	60	100	40	120		Un ras de marée.
Mai	32	23	29	706	761	63	100	93	335		Un ras de marée.—Quatre tremblem. de terre.—Quatre orages.
Juin	33.5	22.5	28.5	706	760	70	100	123	250	Vents dominants du Nord au Sud par l'Ouest.	Cinq tremblements de terre.—Orages fréquents.
Juillet	34	23	29	767	760	71	100	200	740		Deux ras de marée.—Orages continuels.
Août	35	23	29	767	700	70	100	52	380		Orages.—Ras de marée.—Trois tremblements de terre.
Septembre	35	24	29	767	760	70	100	163	380		Ouragans.—Trois tremblements de terre.—Ras de marée.
Octobre	33	24	28.75	765	762	70	100	120	321		Orages continuels.—Éclipse de lune.—Ras de marée.
Novembre	33	24	26.75	765	760	70	100	85	301	Vents d'Est.	Orage.—Quatre tremblements de terre.—Ras de marée.
Décembre	33	22.5	27.75	765	760	70	100	125	280		Quatre tremblements de terre.—Ras de marée.

Comme on peut le voir, la progression de la température est régulièrement ascendante depuis le mois de janvier jusqu'au mois de septembre. Mais cette progression a des termes si faibles qu'il faut quelquefois laisser écouler plusieurs mois pour arriver à une différence de 1°.

Ainsi, le maximum des quatre premiers mois, qui est de 31°, ne passe, au cinquième mois, qu'à 32°, et il augmente ainsi de 1° jusqu'au mois où il s'élève le plus, à 35°; puis, il s'abaisse jusqu'à 33° en décembre. Les oscillations de la température maximum pendant les douze mois de l'année ne dépassent pas 4°.

Même observation pour les minima ; le minimum du mois de janvier est de 22°; celui du mois de septembre, de 24°; la différence est encore plus faible que pour les maxima, comme on le voit. La moyenne enfin, qui forme le fond de la température, tient le milieu pour la différence entre les deux extrêmes : c'est celle du mois de février, marquant 25° 3', qui est la plus faible; et celle de septembre, marquant 29°, qui est la plus forte. Signalons en passant le mois de mai, dont la moyenne est la même que celle de septembre.

On voit qu'on pourrait à peine, avec des différences aussi légères dans la température successive des mois, arriver à partager l'année en saisons distinctes, si d'autres éléments météorologiques ne devaient pas venir en aide. Mais ce ne sont pas seulement les variations de la chaleur du jour selon les mois et les saisons, qu'on a accusées d'être la cause de la dyssenterie et de la plupart des maladies des pays chauds; ce sont surtout les écarts thermométriques d'un nycthémère, c'est-à-dire la différence constatée entre la température des jours et celle des nuits.

Le résumé par mois que je présente ici ne peut pas servir à apprécier exactement cette différence. C'est dans les observations isolées de chaque journée qu'il faut aller chercher les écarts. En voici les chiffres les plus élevés pour les mois les plus dissemblables : février, 6°; mai, 6° 5'; septembre, 6° 5'.

J'ai insisté sur toutes ces variations, pour bien les faire connaître dans leur vérité et leur exactitude, et l'on voit que si l'on devait n'avoir égard qu'aux chiffres, on s'expliquerait difficilement cette opinion presque banale, tant elle paraît répandue, que ce sont les variations de température qui causent le plus habituellement les dyssenteries, les fièvres des pays chauds.

Pour formuler de suite ma pensée, je dirai qu'il est évident, au contraire, que c'est parce que ces variations sont presque insensibles, comparées à ce qui s'observe ailleurs, parce qu'une température presque égale se soutient pendant toute l'année, que les endémies dyssentérique, paludéenne et autres, ont leur raison d'être dans les pays chauds [1].

Mais, pour être mal définie, l'influence de la température n'en est pas moins réelle, et voici comment il faut se l'expliquer. On se tromperait étrangement, si l'on voulait prendre, pour terme des sensations éprouvées, le degré marqué par le thermomètre. Telle journée, où le maximum thermométrique a été élevé, si la brise a été forte et fraîche, paraîtra bien moins chaude que telle autre marquant 2° et 3° de moins, mais accompagnée de calme. Autrement, ce n'est pas par la variation thermométrique, mais bien par la variation des sensations éprouvées qu'il faut juger de l'influence de la température.

Eh bien, l'on comprend facilement que, dans un pays où la saison la plus fraîche est encore une saison chaude, la moindre sensation de fraîcheur devient très-sensible; et que le corps étant presque toujours en sueur, cette fraîcheur peut occasionner une suppression de transpiration et tous les accidents qui peuvent s'ensuivre. On conçoit aussi qu'une sensation plus forte de chaleur, brusquement amenée par cessation de brise ou élévation thermométrique, vienne paralyser l'énergie, et jeter l'organisme dans une prostration qui peut donner plus de prises aux causes endémiques.

Voici donc, en dernière analyse, comment on doit comprendre l'action de la température sur l'endémie dyssentérique : l'élévation et l'égalité de la chaleur thermométrique constituent une des causes les plus puissantes des endémies des pays chauds en général, de la dyssenterie en particulier. Les variations de sensation, en plus ou en moins, deviennent des causes occasionnelles fréquentes de l'endémie dyssentérique à la Martinique.

J'ai dit que les saisons avaient besoin d'un autre élément que

---

[1] Je rappellerai que la *Revue coloniale* laisse à M. Dutroulau la responsabilité de ses opinions.

(*N. du Réd.*)

la température pour être distinguées : il faut surtout tenir compte de l'humidité et de l'électricité. Je ne sache pas qu'on soit bien d'accord sur la délimitation des saisons dans nos Antilles. Je ne connais aucune règle admise sur ce point, et je me crois autorisé à donner le résultat de mes appréciations personnelles. Il y a aux Antilles une saison *fraîche*, composée des mois de décembre, janvier et février ; une saison *sèche*, composée des mois de mars, d'avril et de mai ; enfin, une saison *chaude, pluvieuse* et *orageuse*, composée des six autres mois. Je n'ai pas vu la possibilité de subdiviser cette dernière.

J'ai voulu voir si la succession des mois avait tous les ans la même influence sur l'effectif des maladies en général, des dyssenteries en particulier, et sur les mortalités dans les deux cas. J'ai pris, par mois, la somme des maladies et des décès pendant les six dernières années qui viennent de s'écouler. Je ne suis arrivé qu'au bouleversement le plus complet de l'ordre naturel, pour les maladies comme pour les morts, et à l'impossibilité d'une appréciation quelconque.

Plusieurs causes expliquent d'ailleurs ce peu de régularité dans l'ordre d'apparition de la maladie. Les plus importantes sont : 1° la propriété que présente la dyssenterie de récidiver fréquemment par la moindre cause, ce qui dérange l'ordre dans lequel pourraient agir les causes générales ; 2° la variété d'intensité de ces mêmes causes générales qui fait que des périodes assez longues peuvent être appelées épidémiques, par le nombre ou la gravité de la maladie ; tandis que d'autres présentent une bénignité remarquable. Voici un exemple remarquable de la différence qui existe entre ces deux genres de périodes :

En 1848, période d'endémie grave,

Entrants à l'hôpital, 972 dyssentériques ; morts, 114.

En 1850, période d'endémie bénigne,

Entrants à l'hôpital, 510 dyssentériques ; morts, 44 [1].

L'hygrométrie et l'udométrie sont assez bien en rapport, comme on peut le voir, avec la division que j'ai établie des

---

[1] 117,3 décès pour 1,000 malades dans le premier cas.
86,2 décès pour 1,000 malades dans le second cas.
Cette proportion considérable doit s'augmenter du nombre des hommes qui, après avoir quitté la colonie, ont succombé pendant la traversée ou en France.

(*N. du Réd.*)

saisons. Les vents du N. à l'E. dominent dans les saisons fraîches et sèches. Au contraire, les vents du N. au S., en passant par l'O., amènent le plus ordinairement des pluies abondantes, des chaleurs et des orages. Je ne saurais, pour mon compte, reconnaître d'autre puissance étiologique à ces divers éléments météorologiques, que dans leur connexité avec la température. Il est évident que les vents d'E. ne peuvent être séparés, pour leur action, des saisons fraîche et sèche; de même que, pendant les vents d'O., l'humidité et l'électricité sont inséparables de la saison chaude et pluvieuse. Ce sont là des actions connexes; on les comprend mieux qu'on ne les explique.

Telles sont les causes générales qui provoquent la dyssenterie à Saint-Pierre, les causes essentielles, on peut le dire, sans lesquelles l'endémie de cette ville aurait probablement un autre caractère; enfin, les causes qui déterminent la maladie, et qui suffisent seules souvent à la produire, comme je le prouverai plus tard. Tous ceux qui vivent au milieu de ces causes sont plus ou moins disposés à la dyssenterie; mais il faut souvent l'intervention d'un autre ordre d'agents pour qu'elle se manifeste, et ces agents sont les causes occasionnelles, accidentelles. Nous allons nous en occuper maintenant.

Les traités de la dyssenterie des pays chauds, de celle de l'Algérie particulièrement, donnent une longue énumération des causes qui peuvent occasionner la dyssenterie endémique. En vain, chercherai-je ici à consigner la plupart de ces causes graves, je n'en trouverais ni la raison ni l'occasion. La vie de nos garnisons dans les colonies est on ne peut plus paisible et régulière, et ne ressemble en rien à cette vie de privations, de fatigue, de peines de tout genre, à laquelle sont soumis les soldats qui font la guerre depuis vingt ans en Algérie. D'ailleurs, ne voulant rapporter que ce qui se passe à Saint-Pierre, et particulièrement parmi les militaires de la garnison qui forment la presque totalité du personnel de mon service d'hôpital, je me bornerai à signaler les causes peu nombreuses avouées par les malades, quand on les interroge, et celles qu'ils n'avouent pas ou ne connaissent pas, et que le médecin seul peut apprécier.

Ce ne sont pas, je le répète, les exigences, ni les fatigues du service qu'on peut invoquer comme causes des maladies qui viennent frapper nos militaires dans les colonies. Leurs occupations se bornent au service de la garde, rendu aussi doux que possible, et à des exercices accomplis seulement pendant les moments de la fraîcheur et interrompus dès la mauvaise saison.

Pour obvier même aux inconvénients de l'oisiveté qui résulte d'une vie aussi monotone, l'autorité emploie souvent les soldats aux travaux des routes et aux constructions diverses, l'expérience ayant prouvé que ces occupations étaient plutôt favorables que nuisibles à leur santé. Néanmoins, ce peut être là une cause de maladie si l'on n'y fait attention, et il nous est entré à l'hôpital bon nombre d'hommes travaillant à une route stratégique qui traverse les grands bois des Pitons. Dans les régions élevées et humides, on ne touche point impunément aux terres vierges, il s'en exhale aussitôt des miasmes très-redoutables. Nos malades arrivaient tous atteints de diarrhée ou de fièvre intermittente, quelquefois de l'une et de l'autre à la fois. Il est donc certains travaux qu'il est prudent d'interdire à la race blanche.

Les excès de régime en aliments sont rarement la cause de la dyssenterie à Saint-Pierre. La nourriture des soldats est saine, calculée sur les exigences du climat; et elle ne deviendrait jamais une cause de maladie, si les hommes savaient s'en contenter. Mais, en général, ils préfèrent des aliments de haut goût, et, pour s'en procurer, ils échangent leur ration réglementaire contre des viandes et des poissons salés, pimentés, que des marchandes leur portent du dehors. On conçoit que, chez ceux qui sont déjà mal disposés, de tels aliments puissent devenir la cause de la dyssenterie; et, d'ailleurs, les aveux de quelques malades ne peuvent laisser aucun doute à ce sujet.

Les fruits des colonies, dont on a beaucoup parlé, n'agissent que par l'abus qu'on en peut faire; ce qui est rare, attendu que les hommes montrent peu de goût pour ces fruits; mais ces végétaux, pris en petite quantité, n'ont aucune propriété morbigène. Les mucoso-sucrés sont sains et nourrissants; les acides et astringents sont employés par les habitants du pays comme remèdes contre la dyssenterie elle-même.

Mais il est une liqueur funeste, pour laquelle les soldats se prennent d'une passion dont on ne peut pas se faire une idée en Europe; c'est le tafia, mauvais produit de la distillation de l'écume et de la mélasse qui proviennent de la cuite du vesou. Cette liqueur est la cause de la mort d'une foule de malheureux dans les colonies. Son action est incontestable; mais il faut reconnaître qu'il est beaucoup d'hommes qui en font pourtant impunément abus.

Le tafia fait son triage, on peut le dire, parmi les hommes qui arrivent de France, et qu'il éprouve presque tous. Ceux qui s'abandonnent sans réserve à ce funeste penchant ne sont pas toujours ceux que frappe la dyssenterie ; et, si les buveurs de tafia de profession, bien connus et bien reconnaissables au parfum qu'ils exhalent, entrent à l'hôpital, c'est souvent pour toute autre maladie. Je crois même qu'une atteinte primitive de dyssenterie reconnaît rarement cette cause. Sans doute, on ne peut pas toujours s'en rapporter au dire des malades dans ce cas ; mais est-on bien autorisé aussi à les soupçonner toujours, quand, par des investigations consciencieuses, on n'a pu arriver à des constatations réelles? Quant à moi, je n'ai pu que rarement découvrir l'action du tafia comme cause d'une première dyssenterie. Mais c'est sur les rechutes et les récidives que le tafia a une action funeste et facile à comprendre! Ces faits se passant à l'hôpital, où bien le malade étant devenu plus confiant par la crainte, il est facile alors de reconnaître le genre de la cause. C'est par ce poison lent que, souvent et malgré tous les conseils, les malades arrivent, de rechute en rechute, à la cachexie dyssentérique et à la mort.

Quant à l'influence de l'eau en boisson, je n'en parlerais pas, si je n'entendais répéter encore aujourd'hui, dans le monde officiel, l'ancienne erreur qui s'est produite à ce sujet. Il est des esprits qui ne peuvent abandonner une idée préconçue. Les habitants de Fort-de-France qui ne boivent que de l'eau de pluie restent persuadés, après s'être exposés à l'endémie de Saint-Pierre, que la diarrhée dont ils sont souvent atteints est due à l'usage de l'eau de rivière. Sans m'inscrire complétement en faux contre la possibilité de ce fait, je dirai *que les militaires qu'on a voulu soustraire à cette influence boivent de l'eau de pluie depuis plusieurs années, et que la dyssenterie n'en continue pas moins ses ravages sur la garnison.* Les navires du commerce, qui ne font usage que de l'eau des aiguades, et qui s'en approvisionnent pour les traversées, n'ont point, que je sache, à porter une accusation contre cette coutume générale.

Ce n'est donc pas par ses propriétés chimiques que l'eau agit comme cause occasionnelle de la dyssenterie ; elle n'est donc pas la cause déterminante, spécifique de l'endémie de Saint-Pierre, comme on l'a cru pendant si longtemps.

Mais, il faut le reconnaître, l'ingurgitation de l'eau n'est pas sans influence sur la production de la dyssenterie; seulement, une observation incomplète a donné naissance à des erreurs qui se sont propagées. Ainsi, lorsqu'on interroge les malades sur la cause de la maladie, beaucoup vous répondent « que leur dérangement est survenu après avoir bu de l'eau froide, leur corps étant échauffé ou en sueur. » C'est là, en effet, le véritable mode d'action de l'eau dans le développement de la dyssenterie, action toute physiologique, consistant en un refroidissement subit ou en une suppression de transpiration. Tel est le rôle de l'eau dans la dyssenterie; il n'en faut pas chercher d'autre.

Je viens de parler de refroidissement, de suppression de la transpiration. J'insiste sur cette cause occasionnelle; car c'est elle que les malades interrogés accusent le plus souvent; le médecin, d'ailleurs, y peut, le plus fréquemment, trouver une explication physiologique.

La suppression de transpiration est certainement la cause la plus active et la plus fréquente de la dyssenterie à Saint-Pierre, et la caserne de l'infanterie est malheureusement disposée pour donner incessamment naissance aux accidents de cette nature. Placée à la jonction de la falaise qui abrite la ville, avec la profonde vallée au fond de laquelle coule la rivière du Fort, elle reçoit les brises fraîches qui suivent le lit de cette rivière, et ces brises inégales viennent surprendre les militaires, soit pendant leur sommeil, soit au moment où, rentrant de l'exercice ou d'une corvée, ils ont le corps en sueur. La recommandation expresse de changer de linge, en pareil cas, ne suffit pas à les garantir. Quelquefois aussi la pluie surprend les hommes et, traversant leurs vêtements, cause la suppression de transpiration. Il n'est pas besoin, je pense, d'entrer dans des développements physiologiques, pour faire comprendre combien la suppression brusque d'une sécrétion aussi abondante que ces sueurs profuses qui couvrent le corps dans les pays chauds, doit avoir d'influence sur les sécrétions antagonistes du foie et de l'intestin.

On a voulu faire de la direction des courants d'air comme de l'eau, la cause spécifique de l'endémie de Saint-Pierre. Jusqu'à présent, les faits n'ont point sanctionné la théorie ou du moins la loi de coïncidence émise à cet égard.

Telles sont les causes occasionnelles qui produisent le plus souvent la dyssenterie, et je passe sous silence les subtilités étiologiques que peut engendrer l'imagination du médecin ou des malades ; on veut toujours trouver la cause d'une maladie. J'avouerai même que je fais assez bon marché des causes occasionnelles en général, dans la conviction où je suis que les causes générales seules suffisent.

Découragé de n'obtenir de toutes mes questions aux malades que des réponses négatives ou insignifiantes, il m'a bien fallu admettre forcément la spécificité des causes générales. Mais, plus tard, il m'a été impossible d'en douter, après en avoir acquis la preuve sur moi-même. Pendant plusieurs mois, j'ai été frappé par l'endémie de Saint-Pierre, et je déclare qu'il m'est impossible de signaler une cause à ma maladie ; j'ai ressenti seulement un assez grand affaissement, par suite d'une augmentation très-sensible de température, et la diarrhée est survenue. Pendant ma maladie, qui a eu plusieurs périodes d'améliorations, c'est toujours une cause d'affaiblissement qui a ramené la diarrhée. Aussi n'hésité-je pas à ranger parmi les causes de la maladie la prostration des forces, survenant par une cause morale, par un excès, par une maladie, par l'action trop vivement ressentie de la climature, etc.

En temps ordinaire, toutes ces causes que nous venons de passer en revue ne déterminent que la forme la plus simple de l'endémie, se traduisant par la diarrhée sous ses différents aspects. Tout au plus voit-on apparaître quelques cas de dyssenterie accompagnée de fièvre et présentant du sang dans les selles. Puis, tout à coup, et sans causes appréciables, même indépendamment des saisons, la maladie prendra un caractère grave, et alors apparaîtront ces dyssenteries hémorrhagiques, hépatiques, si redoutables pour les malades. Que s'est-il passé? Qu'est-il survenu de nouveau? Tout reste plongé dans le mystère des endémies et des épidémies.

Mais ces causes endémiques ne font pas grâce au malheureux qu'elles frappent une première fois. Bien loin de là, continuant leur action sur lui, elles prennent une nouvelle force et l'atteignent d'autant plus facilement une seconde fois, qu'il a été frappé plus gravement une première. Il en est de même une troisième fois, et, si le malade continue à vivre au milieu d'elles, il arrive un moment où il ne peut plus s'y soustraire, et où la maladie passe à l'état chronique, et, de là, à la cachexie. Ainsi donc, une première attaque de dyssenterie dispose à une seconde, et les récidives se répètent d'autant plus facilement qu'elles sont déjà plus nombreuses. Il n'y a pas d'acclimatement pour la dyssenterie et, ce qui le prouve, c'est que les naturels du pays en sont également atteints.

Aussi, ne vous fiez pas à cette forme de l'endémie qu'on décore du nom bénin de diarrhée; elle est l'effet des mêmes causes générales que la dyssenterie hémorrhagique, et ses récidives répétées conduisent à peu près au même résultat.

Dans le but de jeter du jour sur la nature et le traitement de la dyssenterie, j'ai recherché quels pouvaient être ses rapports d'étiologie avec quelques autres maladies des pays chauds. Je dirai en quelques mots à quels résultats je suis arrivé.

On a répété bien souvent, depuis l'occupation de l'Algérie, que la dyssenterie endémique est d'origine miasmatique, et on l'a rapprochée, pour l'étiologie, des fièvres paludéennes qui se rencontrent, on peut le dire, partout où elle existe. Le miasme paludéen pourrait donc produire la dyssenterie comme il produit la fièvre intermittente. Voici ce qui se passe à la Martinique.

La forme la plus bénigne de l'endémie, la diarrhée légère accompagne assez souvent un accès de fièvre intermittente, ou bien le suit ou le précède, de façon qu'il est difficile de dire quelle est la maladie initiale; cela peut arriver une fois sur quatre, et dépend le plus souvent du lieu où s'est déclarée la maladie. Ainsi, les malades qui provenaient des travaux de la route stratégique des Pitons, avaient presque tous diarrhée et fièvre; mais ils avaient été sous l'influence des miasmes dégagés par une terre vierge, et, en outre, d'une fraîcheur et d'une humidité constantes. Néanmoins, bon nombre d'hommes qui tombent malades à la caserne, sont pris en même temps de fièvre d'accès, n'ayant aucun rapport avec la gravité de leur maladie. Il y a donc souvent coïncidence, s'il n'y a pas identité d'étiologie entre l'endémie dyssentérique et l'endémie paludéenne. Le moyen le meilleur, en apparence, pour s'en assurer, était de voir si le sulfate de quinine, si puissant contre l'une, pouvait arrêter l'autre. J'ai tenté des essais dans ce but. M. Chapuis, aide-major au deuxième régiment d'infanterie de marine, en a également tenté à son infirmerie où il peut prendre les maladies tout à fait à leur début. L'un et l'autre nous sommes arrivés à ce même résultat, que lorsque la diarrhée paraissait bien établie, le sulfate de quinine n'attaquait que la fièvre, et n'avait pas d'action sur la maladie abdominale ou l'aggravait. Ce n'est que dans les cas peu nombreux où la diarrhée, très-légère, paraissait déterminée par la fièvre, que le sulfate de quinine arrêtait l'une et l'autre.

Mais, de l'impuissance du sulfate de quinine contre l'endémie dyssentérique, doit-on conclure à l'absence de toute influence miasmatique dans son étiologie? Je ne le crois pas, car il faudrait nier aussi l'origine miasmatique de la fièvre jaune, du choléra, de la peste, contre lesquels le sulfate de quinine a été tenté infructueusement. Le miasme palustre n'a-t-il pas d'ailleurs des sources variées qui peuvent aussi faire varier ses effets; et, est-il bien prouvé que c'est au miasme directement que s'attaque le sulfate de quinine? Ce sont là des problèmes importants à résoudre. Toujours est-il certain qu'à Saint-Pierre il y a des foyers de miasmes qui ne ressemblent en rien au marais-type, et que les effets de ces miasmes doivent différer de ceux du miasme palustre-type, qu'on me passe l'expression.

Je ne parle pas ici des accès de fièvre pernicieuse qui sont accompagnés de dyssenterie, ni des accès de fièvre qui surviennent pendant le cours de la maladie; ceci appartient aux complications.

Mais voici une autre maladie épidémique dans nos Antilles, et endémique sur plusieurs autres points, que dans ces derniers temps on a rapprochée, pour l'étiologie, des fièvres paludéennes, au point d'en faire une des espèces de la fièvre pernicieuse, et qui se montre pourtant antagoniste de la dyssenterie; c'est la fièvre jaune, dont l'origine miasmatique n'est mise en doute par personne aujourd'hui, et qui paraît cependant incompatible avec la dyssenterie. Celle-ci disparaît presque complétement pendant tout le temps que dure la première. Si un malade succombe à la fièvre jaune pendant le cours d'une dyssenterie, on trouve les caractères anatomiques des deux maladies très-distincts les uns des autres. Les mêmes miasmes peuvent-ils donc produire des effets si dissemblables, ou plutôt des effets si radicalement différents peuvent-ils être rapportés à des miasmes de même nature? Quand on observe dans les pays où toutes les endémies sont de nature plus ou moins miasmatiques, il faut bien admettre ou plusieurs miasmes, ou plusieurs propriétés au même miasme, pour expliquer des effets si dissemblables.

Enfin, il est une autre maladie qui appartient aussi aux pays chauds et qui s'y montre endémique ou épidémique suivant les localités, dont les symptômes, diamétralement opposés à ceux de la dyssenterie, devraient éloigner toute idée de rapports étiologiques avec elle, et dont, cependant, plusieurs faits prouvent à peu près l'identité d'origine : c'est la colique sèche. Je ne doute pas, quant à moi, que la colique sèche des pays chauds ne soit un empoisonnement miasmatique, se déclarant dans certaines conditions physiques, l'anémie particulièrement, et sous l'influence de certaines causes météorologiques, le refroidissement brusque du corps ou d'une partie du corps.

Il s'est présenté à la Martinique deux faits remarquables de coïncidence de la dyssenterie avec la colique sèche. L'un, à bord de l'*Africaine*, en 1843, avait débuté à Cayenne et continué sur la rade de Fort-de-France, pendant assez longtemps ; l'autre s'est déclaré à bord de la corvette l'*Embuscade*, en 1848, sur la rade de Saint-Pierre. Dans les deux cas, la colique et la dyssenterie ont alterné chez les mêmes malades, bien que d'autres n'aient eu que la dyssenterie, d'autres, la colique seulement. J'étais absent quand ces deux faits se sont produits, et, malgré mes efforts, je n'ai pu obtenir aucun renseignement qui m'indiquât quelle avait été la maladie initiale, et quels rapports étiologiques avaient pu être observés entre les deux maladies. Je ne puis citer que le fait brut.

Résumons les points principaux de cette étiologie :

1° La dyssenterie de Saint-Pierre est endémique;

2° Comme toutes les endémies, elle est due aux influences de la localité ;

3° Les causes météorologiques générales interviennent pour la production de cette maladie;

4° Les variations d'impression, en plus ou en moins, produites par les causes météorologiques, sont une cause fréquente de la maladie;

5° Les mois et les saisons ont une influence peu marquée sur son apparition ;

6° Il existe dans la marche de l'endémie des périodes graves et bénignes, pouvant durer des années entières et ne trouvant leur explication dans aucun changement survenu dans les causes générales ou locales ;

7° Dans la plupart des cas, on ne peut arriver à reconnaître aucune cause particulière accidentelle à la dyssenterie endémique. C'est alors l'action prolongée des causes générales qui la détermine;

8° Les miasmes entrent comme éléments dans l'étiologie de la dyssenterie endémique, mais on ne peut pas dire qu'ils agissent à la manière des miasmes paludéens, malgré les rapports intimes qui existent entre les fièvres et la dyssenterie.

9o Les causes occasionnelles les plus habituelles sont, dans l'ordre de leur fréquence :

1° Le refroidissement du corps ou la suppression de transpiration par l'ingestion d'une grande quantité d'eau froide, par l'impression de l'air, ou par la pluie;

2° Les écarts de régime, soit en aliments ou en fruits de mauvaise nature, soit surtout en tafia.

PROPHYLAXIE.

La prophylaxie étant la partie de l'histoire des maladies qui traite des moyens de se préserver de celles-ci, trouve naturellement sa place après l'étiologie, puisqu'on se préserve d'une maladie en évitant les causes qui la produisent.

1° Il serait désirable que le renouvellement de la garnison de Saint-Pierre se fît tous les ans et eût lieu pendant le quatrième trimestre, plutôt qu'à toute autre époque.

En restreignant à une année le séjour des militaires, on n'évitera pas la maladie pour la plupart, mais on égalisera les chances de maladie pour toutes les troupes qui séjournent ordinairement quatre années en tout dans la colonie, et qui viendront ainsi par quart subir ces chances fâcheuses. D'ailleurs, les récidives qui sont surtout à craindre pourront se produire moins souvent pendant ce temps limité.

Il est tout naturel aussi qu'on choisisse, pour ce renouvellement, le moment le moins malsain de l'année.

2° Les exercices seraient avantageusement suspendus depuis la fin de juillet jusqu'à la fin d'octobre.

Les exercices, bien qu'on ait la précaution de les faire de quatre à six heures du soir, sont une cause fréquente de dyssenterie, parce qu'ils échauffent beaucoup les hommes, et que, si ceux-ci viennent à être surpris par la pluie, ou qu'en changeant de linge, en rentrant, ils éprouvent un refroidissement, la suppression de transpiration s'ensuit. On comprendra donc que, au moins pendant les trois mois les plus chauds et les plus pluvieux, il soit prudent d'y renoncer.

3° Les recommandations les plus sévères seront données pour que les sous-officiers, dans toutes les chambres, fassent soigneusement fermer dans la caserne les fenêtres du côté du vent, quand les hommes changent de linge, en sortant des exercices ou des corvées, et pour qu'ils ne boivent pas d'eau fraîche pendant tout le temps que leur corps reste échauffé.

C'est là une mesure d'intérieur, pour ainsi dire, qu'on ne saurait pourtant trop recommander, puisque c'est de son oubli que proviennent la plupart des accidents.

4° La surveillance et la discipline la plus sévère seraient appliquées aux écarts que peuvent faire les militaires en dehors de la caserne, en tafia, en aliments, en fruits.

Malgré la difficulté d'arriver à une interdiction complète, il est certain qu'une autorité bien entendue, et une discipline dont on fait peser la responsabilité sur tous les échelons de la hiérarchie, sont un frein que peu d'hommes osent briser. L'habitude, presque admise en principe, de prendre un petit verre le matin, ne peut être innocente qu'autant que ce petit verre accompagne le premier déjeuner : passé cela, tout est péril. Je ne puis approuver non plus l'échange de la ration réglementaire que font beaucoup de militaires contre des aliments qui leur sont apportés du dehors, tels que bœuf, poissons salés, pimentés, toujours nuisibles à leur santé. Les fruits enfin doivent être pris avec modération, les acides surtout.

5° Les hommes qui auront eu plusieurs récidives et paraîtront impuissants désormais à réagir contre l'endémie, seraient retirés immédiatement et sans retour de la garnison de Saint-Pierre, et envoyés sur un autre point.

Si l'ordre et l'administration du service ne devaient pas être profondément troublés, il serait à désirer que ces déplacements se fissent après une première attaque de dyssenterie ; mais au moins ne doit-on pas attendre que les malades soient trop affaiblis, et ne pas les faire rentrer dans le foyer de l'endémie, quand même leur santé paraîtrait rétablie. Je recommande instamment cette mesure qu'on néglige trop souvent.

6° Enfin, les hommes dont la constitution générale paraîtra assez altérée pour qu'il y ait danger de prolonger leur séjour non-seulement à Saint-Pierre, mais sous le climat des tropiques, devraient être rapatriés, dès que l'occasion s'en présenterait.

L'administration centrale, dans sa sollicitude pour la santé des malheureux que décime le climat meurtrier des colonies, a consacré à ce rapatriement un vaste navire pouvant contenir cent cinquante malades, et faisant deux voyages par an [1]. Là, ils trouvent toutes les commodités d'un hôpital, et reçoivent les soins de la médecine. Cette largesse a déjà rendu aux joies de la famille une foule de malheureux fatalement destinés à périr.

En insistant sur les avantages du renvoi en France des hommes par le *Bâtiment-Hôpital*, j'exprimerai mon opinion sur l'état de santé des convalescents qu'on doit embarquer. La désignation ne doit pas porter sur des malades, mais sur les sujets chez lesquels la dyssenterie n'existe pas actuellement, et dont l'épuisement ne saurait supporter de nouvelles récidives. Encore, cet épuisement ne doit-il pas être arrivé à ce point qu'ils ne puissent supporter l'épreuve du passage des latitudes Sud aux latitudes Nord. L'impression de ce passage est tellement vive, qu'il produit toujours une sorte de triage parmi les malades; ceux qui sont trop faibles y succombent, ceux qui y résistent sont presque sûrs d'arriver au port. En un mot, on ne doit embarquer aucun homme pour lequel on n'aura pu répondre affirmativement aux questions suivantes : 1° l'état du ventre est-il assez bon pour ne point exposer le malade à une récidive pendant la traversée? 2° l'état des forces est-il assez rassurant pour ne pas craindre l'impression des lâtitudes élevées?

DIAGNOSTIC.

Je rappelle que c'est la dyssenterie de Saint-Pierre que je décris, et que, par son caractère endémique, elle diffère notablement de la dyssenterie ordinaire. Sans doute, au point de vue du langage médical et des classifications nosographiques, il ne conviendrait pas d'exposer, sous le nom de dyssenterie seulement, plusieurs affections de siége, de nature et d'intensité si différents en apparence.

Un fait domine ici, cependant, toutes les distinctions et les classifications d'école, c'est l'étiologie commune; et si je parviens à démontrer par la description que ces espèces, variées dans la forme, aboutissent à des résultats à peu près identiques, j'aurai légitimé la manière dont j'ai envisagé mon sujet.

---

[1] L'*Armide* fera trois voyages par an, selon les dispositions arrêtées par le Ministre. (*N. du Réd.*)

Il faut d'abord se tenir en garde contre un caractère signalé comme pathognomique de la dyssenterie par tous les auteurs, et qui ne se trouve primitivement que dans certaines manifestations de l'endémie de Saint-Pierre, je veux parler de la présence du sang dans les selles. Dans cette dyssenterie, le sang dans les selles ne caractérise pas la maladie, et telle forme morbide qui a été longtemps une diarrhée simple, présente tout à coup, et sans cause appréciable pendant quelque temps, des stries de sang mêlées aux matières, pour redevenir ensuite une simple diarrhée; de même que telle autre, qui a d'abord présenté du sang, devient une diarrhée qui n'est pas l'effet de la marche décroissante de la maladie, mais qui est bien la continuation de la maladie première, dépouillée seulement d'un de ses symptômes, et pouvant marcher ainsi vers une terminaison fatale. La dyssenterie grave, fébrile, est la seule dans laquelle on retrouve constamment ce caractère; et pendant les périodes d'endémie simple, souvent assez longues et pouvant même durer plusieurs années à Saint-Pierre, la dyssenterie grave, hémorrhagique, fébrile, est rare et exceptionnelle. La description des divers degrés de la maladie en fera d'ailleurs sentir toutes les nuances.

La dyssenterie endémique de Saint-Pierre se divise en dyssenterie *aiguë* et dyssenterie *chronique*. La dyssenterie aiguë simple s'observe à trois degrés : 1° légère, 2° moyenne, 3° grave.

Dyssenterie aiguë légère. — Le degré le plus simple de l'endémie débute ordinairement sans prodrôme, et cela se conçoit, puisqu'il ne donne lieu à aucune sympathie fonctionnelle, et que la diarrhée seule paraît le constituer entièrement. C'est le plus souvent sans cause apparente, ou bien par l'effet d'une dépression des forces, par une augmentation brusque de la chaleur sentie ou par suite d'une impression morale que se déclare la diarrhée. Dans l'impossibilité de définir toute autre cause, c'est aussi la mauvaise qualité des eaux que l'on accuse des accidents de cette forme bénigne, lorsque l'on éprouve, en arrivant à Saint-Pierre, cette première altération de la santé.

Quoi qu'il en soit, on voit tout à coup survenir des selles assez abondantes et répétées, claires comme de l'eau, et de couleur ordinairement grisâtre ou jaunâtre. Les premières sont quelquefois accompagnées de coliques, mais, le plus souvent, elles sont tout à fait indolentes, et l'on ne sent le besoin d'aller à la garde-robe que par la brusque présence des matières à l'orifice anal.

Quelques personnes sont à peine incommodées de ce dérangement, et continuent leurs occupations sans rien changer à leur régime, pouvant ainsi garder leur indisposition des mois entiers, et la voyant cesser et reparaître sans s'en inquiéter. Ce sont là les cas les plus heureux ; et il serait difficile d'établir une différence entre cette forme de la dyssenterie et la diarrhée ordinaire, si elle ne présentait un certain caractère de ténacité et de disposition aux récidives, qui est évidemment dû à la continuité d'action des causes endémiques.

Mais souvent elle abat assez les forces et dérange suffisamment les fonctions digestives pour nécessiter un traitement, et les militaires, après avoir vainement attendu pendant plusieurs jours à la caserne, et avoir même quelquefois tenté des moyens conseillés par leurs camarades, demandent à entrer à l'hôpital. Ils se présentent alors dans un état de prostration de forces déjà assez sensible pour pouvoir être constaté sur leur facies, qui est pâle et étiré ; cependant, ils n'accusent généralement aucune douleur, le nombre des selles est le plus souvent de cinq à six dans les vingt-quatre heures ; quelquefois, il a été de dix et plus au début. Il n'y a pas de ténesme, tout au plus un peu de cuisson à l'anus, quand les selles sont rendues ; leur consistance est celle d'une purée ou d'un bouillon aux herbes ; leur couleur, d'un gris sale, verdâtre ou jaune clair au début, varie fréquemment par la marche de la maladie ou par l'effet du traitement. Le sommeil est bon. Il n'existe aucune altération ni de la température de la peau, ni de l'état du pouls ; la langue, quelquefois normale, est le plus souvent épaisse et recouverte d'un enduit gris ou jaunâtre ; pas de nausées ni de vomissements, anorexie assez fréquente. En un mot, ni les réponses du malade, ni l'investigation du médecin, ne parviennent à dévoiler un symptôme grave, et c'est là, en apparence, une affection légère.

Elle l'est, en effet, pour beaucoup de malades qui subissent une première attaque, bien qu'elle ne guérisse pas aussi facilement qu'une diarrhée ordinaire, et qu'elle garde toujours sa funeste disposition aux récidives. Mais il n'en est pas de même chez ceux qui déjà en ont souvent été atteints, et dont les forces se sont affaiblies ; une première attaque même peut résister aux moyens de traitement, et suivre la marche que je vais indiquer. On voit alors la maladie se jouer de tous les efforts du médecin ; elle paraît y céder pendant quelques jours par la diminution et le changement de nature des selles; puis bientôt reviennent, sans qu'on puisse souvent se l'expliquer, les déjections liquides qui épuisent les forces du malade. Beaucoup de médecins s'obstinent à accuser de ces rechutes les écarts du régime, sans pouvoir souvent les constater ; mais si c'est là en effet pour quelques-uns la cause de la prolongation de la maladie, on est bien forcé de reconnaître aussi, pour beaucoup d'autres, l'action continue des causes endémiques, qui ont acquis plus de puissance que tous les moyens que peut leur opposer la médecine, et contre lesquelles les forces du malade ne peuvent plus réagir.

La terminaison, dans ce cas, a lieu de deux manières : ou bien le malade continuant à s'épuiser, tombe dans l'état chronique, et bientôt dans la cachexie; ou bien, un accès de fièvre se déclare, et des symptômes suraigus viennent hâter la terminaison funeste. Les selles deviennent rougeâtres et semblables à de la lavure de chair, elles sont très-fréquentes, provoquent de vives douleurs, des coliques abdominales et une sensation de cuisson à l'anus. L'insomnie est complète. Le plus souvent, il y a des vomissements abondants et verdâtres; la langue, qui, depuis longtemps est fendillée, devient rouge et pointue, et bientôt des sueurs froides se déclarent; le ventre devient insensible, le pouls à peine appréciable, et le malade succombe.

On conçoit que ces symptômes survenant chez un malade épuisé déjà par une longue maladie n'offrent aucune chance de salut. Au moins, la terminaison par l'état chronique a-t-elle encore pour ressource une émigration opportune vers les régions tempérées. Et voilà, pourtant, où peut mener cette affection si légère au début, que plusieurs malades négligent d'appeler les secours du médecin , les militaires surtout, qui redoutent le séjour de l'hôpital. C'est là ce qu'on appelle une diarrhée, et qui est-ce qui s'inquiète d'une diarrhée? Il faut toujours s'inquiéter d'une maladie endémique.

Les descriptions que je donne, reproduisent si fidèlement les histoires particulières que j'ai sans cesse sous les yeux en écrivant, que je me crois dispensé de charger cette étude d'observations, toujours fastidieuses, quand elles n'ont pas un intérêt particulier. Je m'en montrerai le plus sobre que je pourrai.

1re Observation. — *Dyssenterie commencée sous la forme la plus bénigne, et terminée par la mort.*

Le nommé Marécot (Alexandre), vingt-huit ans, un an de colonie, depuis un mois à Saint-Pierre; première entrée, le 2 février 1851.

Ce malade accuse huit jours de maladie pendant lesquels il a eu de huit à dix selles séreuses par jour, avec coliques, surtout la nuit, et quelques nausées après les repas.

Pendant les premiers jours qui suivent son entrée, la maladie paraît si légère qu'on ne prescrit qu'un régime sévère, quelques pilules de Segond, des bains et des lavements opiacés.

Cependant, le 7, les selles ne se modifiant pas, on prescrit l'ipéca à la brésilienne pendant trois jours. Les selles se réduisent à une ou deux par vingt-quatre heures, mais restent séreuses. On donne alors les astringents : acétate de plomb, ratanhia, tannin, associés aux opiacés.

La maladie du ventre ne paraît pas en rapport avec l'épuisement rapide qui s'empare de ce malade ; à part deux ou trois selles séreuses et des nausées qui amènent quelquefois des vomissements, on n'observe pas autre chose. Cependant, l'infiltration paraît aux malléoles dès le commencement de mars, et on constate aussi un peu d'eau dans l'abdomen. C'est par un régime fortifiant, composé de chocolat, de potages, de volaille rôtie et de vin de Bordeaux étendu d'eau, qu'on cherche à combattre ces mauvaises dispositions.

Le malade paraît un peu mieux pendant quelque temps; mais il est fort indocile pour le régime et se procure des aliments, lorsque, le 25 mars, à l'occasion sans doute d'un écart de régime qu'il n'avoue pas, il est pris tout à coup de coliques et de vomissements, et rend des selles livides semblables à la lavure de chair. Aussitôt, les forces s'anéantissent, la voix se casse, le pouls tombe et devient d'une faiblesse extrême ; la peau prend une teinte marbrée, et par un phénomène étrange, l'infiltration des jambes et l'eau épanchée dans le ventre disparaissent tout d'un coup.

A partir de ce moment, il apparaît de temps en temps un vomissement par régurgitation, les symptômes de marasme vont toujours en augmentant, les selles redevenues séreuses reprennent à la fin la couleur lavure de chair, et le malade s'éteint le 14 avril dans les sueurs froides et l'insensibilité complète.

Autopsie, huit heures après la mort.

Abdomen. — L'épiploon est adhérent sur plusieurs points à la masse intestinale; celle-ci est aplatie, pelotonnée, collée contre la paroi postérieure de l'abdomen; l'intestin grêle offre une teinte extérieure couleur hortensia, le gros intestin est gris ardoisé.

La muqueuse de l'estomac et de la moitié supérieure de l'intestin grêle ne présente aucune coloration pathologique; la moitié inférieure de cet intestin est couverte d'arborisations vasculaires prononcées.

La muqueuse du cœcum est épaissie, noirâtre, parsemée d'ulcérations profondes de 2 centimètres d'étendue, à bords arrondis et coupés à pic; la tunique fibreuse est hypertrophiée, lardacée, et crie sous le scalpel. Le reste de la muqueuse du gros intestin a un aspect mamelonné, et est recouvert d'excroissances en forme de champignons, dont la surface libre est surmontée de petites escarres grisâtres, laissant à leur place des ulcérations, quand on les détache.

Le foie, ramolli, est augmenté de volume et congestionné.

Voilà une observation dont les débuts étaient loin de faire pressentir la fin. On ne peut expliquer la marche si prompte vers la chronicité et la mort, que par l'inertie toute particulière du sujet qui n'a pu opposer aucune résistance à l'action des causes. Il est vrai qu'il était très-indocile, et qu'on peut bien attribuer l'invasion des accidents graves qui ont terminé la scène, à un écart de régime, bien qu'il n'ait pas pu être prouvé. Toujours est-il que la gangrène a fait de rapides progrès, et qu'une simple diarrhée a conduit insensiblement le sujet jusqu'à la mort.

Dyssenterie aiguë moyenne. — La dyssenterie de moyenne intensité revêt plus d'acuité dans les symptômes; c'est quelquefois après quelques jours de diarrhée indolente, le plus souvent brusquement, ou par l'effet d'un refroidissement ou d'une suppression de transpiration que le malade est pris, pendant la nuit ordinairement, de coliques et d'évacuations fréquentes. Interrogé sur la nature des selles au début, il répond qu'elles étaient composées de sang et de graisse, ou de graisse seulement, de sang et de matières vertes ou jaunes, ou de ces matières, sans qu'elles continssent du sang; en un mot, il accuse aussi souvent l'absence que la présence du sang dans les selles; c'est surtout en raison des coliques, de l'abondance et de la fréquence des garde-robes, et particulièrement de la faiblesse qui en est la suite, qu'il s'est déterminé à entrer à l'hôpital.

A l'examen clinique, il se plaint de coliques fréquemment hypogastriques, correspondant quelquefois cependant à quelque point du côlon, le ténesme est encore très-rare à ce degré, et c'est le plus souvent de la chaleur causée par le passage des matières que souffre le malade. Les selles, qui sont au nombre de dix à douze, ou plus nombreuses, dans les vingt-quatre heures, ne présentent assez souvent pas de sang, bien que le malade dise en avoir rendu au début, ou bien elles sont sanguinolentes, et alors le sang se trouve mêlé par stries, ou intimement, avec les matières dont l'aspect est variable; très-rarement elles offrent, à ce degré, les glaires ou mucosités que les malades appellent la graisse; le plus souvent elles sont muqueuses, assez épaisses, et tantôt vertes et homogènes comme des épinards; tantôt jaunes, partie solide, partie liquide, comme une panade. La quantité de sang peut varier dans les garde-robes, où il n'existait pas au début, malgré la manifestation de tous les autres symptômes; il peut augmenter au point de constituer la couleur de la selle, qui devient alors liquide, brunâtre; dans les matières, au contraire, qui présentaient du sang au début, ou qui avaient la couleur brune, il peut disparaître sans que la maladie en soit sensiblement modifiée.

Ce qui différencie surtout ce degré du degré plus intense, c'est l'absence d'une réaction fébrile marquée; le pouls est quelquefois rendu fréquent et concentré par la douleur, mais la peau augmente rarement de température. L'estomac peut aussi, dans quelques cas, manifester ses sympathies par quelques vomissements au début, s'arrêtant assez promptement, et par un état saburral de la langue. Le ténesme anal, comme je l'ai dit, manque aussi souvent qu'on le rencontre; et quant au ténesme vésical, il est encore plus rare.

Cette période d'acuité cède assez promptement aux moyens de traitement, et je l'ai vue rarement se prolonger au delà de huit jours; mais le plus souvent la guérison ne suit pas immédiatement, et, en général, après la cessation de ces symptômes qui paraissent, pour un observateur superficiel, indiquer toute la gravité de la maladie, se manifeste un état moins aigu et moins grave en apparence, qui, pourtant, dure plus longtemps et paraît bien plus rebelle au traitement. Le sang a disparu des selles, qui sont devenues plus homogènes et de la consistance de purée, leur nombre n'étant plus que de trois à quatre par jour; les coliques ont tout à fait disparu, le pouls a repris son ampleur et son rythme normal; mais, soit que l'appétit réveillé expose le malade à des imprudences, soit que le médecin lui-même, plus confiant, agisse avec moins d'activité, toujours est-il que cette seconde période se prolonge souvent outre mesure, et qu'on ne peut s'expliquer sa durée que par la résistance qu'opposent encore les causes endémiques. Les choses ne se passeraient pas ainsi sous un autre climat.

Néanmoins, la guérison est la règle à peu près générale pour ce degré de la maladie, sauf les récidives auxquelles celle-ci reste exposée; et si une autre terminaison a lieu, c'est ordinairement de deux manières différentes : 1° par la prolongation de la deuxième période, l'affaiblissement progressif du malade et le passage à l'état chronique; 2° par l'aggravation des symptômes aigus de la période de début, et le passage au degré le plus intense de la maladie. Mais, je le répète, ce genre de terminaison est rare.

Comme on le voit, ce n'est pas encore un degré grave de la maladie, et quoique, cependant, il soit le degré le plus commun en temps d'endémie bénigne ordinaire, il n'expliquerait pas le nombre des mortalités que comptent ces périodes endémiques, si on ne se souvenait que c'est la forme chronique qui fournit alors presque tous les décès, et qu'à ce degré encore plus qu'au premier, les récidives mènent à l'état chronique.

Dyssenterie grave.—Pendant les périodes bénignes de l'endémie de Saint-Pierre, on voit rarement se déclarer d'emblée la forme grave de la dyssenterie; c'est à la dyssenterie moyenne qu'elle succède alors le plus souvent, et l'on voit, dans ce cas, la fièvre se déclarer, les douleurs et l'agitation augmenter, et les selles changer de nature. Mais dans les périodes graves, qu'on pourrait appeler épidémiques, ce degré d'intensité est assez fréquent, et c'est lui aussi que viennent compliquer les fièvres ou l'hépatite, dont nous parlerons plus tard. La dyssenterie grave apparaît assez souvent d'une manière brusque et sans que les malades puissent bien caractériser leur état antérieur; ils accusent cependant, quelquefois, un léger dérangement ou un trouble de l'appétit et des forces, lorsque tout à coup, sans cause évidente, ou à la suite d'une suppression brusque de transpiration, ils sont pris de coliques intenses, dont le siége est surtout à l'hypogastre, mais qui changent souvent de place pour parcourir tout le trajet du côlon. Ils sont sollicités à chaque instant d'aller à la selle, et se présentent souvent vainement sur le vase de nuit, ne pouvant, malgré leurs efforts, rendre que quelques mucosités sanguinolentes; d'autres fois, c'est du sang pur, mêlé de petits caillots noirâtres, qu'ils rendent avec beaucoup de douleur; d'autres fois enfin, un mélange de sang et de matières, dont la couleur et la consistance sont diverses. Mais le ténesme est toujours prononcé et les cuissons de l'anus, souvent insupportables; l'agitation des malades et le besoin incessant, pouvant se renouveler plus de vingt fois par heure, d'aller à la selle, amènent, après chaque effort, l'accablement le plus prononcé, quelquefois même la syncope. La peau est alternativement froide ou chaude, le pouls fréquent et concentré, et donne plutôt l'indice de la souffrance des malades que du degré d'altération de l'intestin. Ce n'est que lorsque les premières douleurs se sont apaisées, que la fièvre devient réellement symptomatique. Pendant ces vives douleurs intestinales, l'estomac se tait presque toujours, la soif est vive, quelquefois nulle; l'anorexie va jusqu'à l'aversion des aliments. Il n'est pas rare de voir, au lieu de ces accidents sur-aigus, une absence complète de douleurs, pouvant n'être que passagère, mais toujours grave, quand elle persiste. Le système nerveux général manifeste sa souffrance par plusieurs symptômes, mais l'intelligence reste intacte, si la dyssenterie reste simple, quelque intensité qu'elle puisse revêtir. Un symptôme qui est souvent insupportable, c'est le ténesme vésical avec suppression complète des urines; une névralgie du cordon et du testicule s'y ajoute dans quelques cas.

On comprend qu'un ensemble d'accidents aussi redoutables ne puisse pas avoir une longue durée; ordinairement au bout de quatre ou cinq jours, au plus de huit, les coliques s'apaisent, les selles sont rendues plus facilement, sont plus homogènes et contiennent moins de sang, une sorte de réaction se fait vers la peau, dont la chaleur devient douce et moite, le pouls se relève, les urines coulent plus librement, et tout annonce, au malade comme au médecin, une amélioration sensible. Mais, si au lieu de suivre cette marche favorable, la maladie continue à s'aggraver, c'est vers la gangrène générale ou partielle de la muqueuse que tend alors la terminaison. Les forces du malade s'épuisent, les selles deviennent plus liquides, horriblement infectes, et ressemblent à de la lavure de chair dans laquelle sont suspendus des lambeaux de fausses membranes d'abord, puis, de véritables portions de muqueuse intestinale, dont l'étendue et l'épaisseur varient beaucoup; elles peuvent avoir depuis un jusqu'à plusieurs centimètres; j'ai recueilli, en trois portions, un lambeau qui avait 35 centimètres de longueur, et dont la plus grande largeur équivalait au demi-calibre de l'intestin. La sortie de ces membranes est annoncée presque toujours par un ténesme vésical et une dysurie des plus prononcés. Il est impossible de mettre en doute la nature de ces produits excrétés. Ils entraînent quelquefois des portions de la tunique musculeuse, dont il est très-facile de reconnaître la direction des faisceaux de fibres; mais, toujours, je leur ai trouvé l'aspect grisâtre, boursouflé, caractérisant la gangrène dont ils étaient frappés. Ce sont donc des produits de la gangrène partielle d'une ou de plusieurs tuniques de l'intestin. Ce qui paraîtra étrange, c'est qu'on puisse vivre encore après avoir rendu ces énormes lambeaux de tuniques intestinales; et l'on est porté à se demander comment la nature peut y suppléer. Je possède de nombreuses observations de guérisons en pareil cas, et je citerai la plus remarquable, comme exemple.

Ce sont, néanmoins, des cas graves, qui sont souvent suivis de la mort; mais cette terminaison est inévitable, si, au lieu de se borner, la gangrène frappe tout le gros intestin. Voici alors ce qui se passe : les douleurs du malade s'apaisent tout à coup, les selles se suspendent ou sont involontaires; la peau devient froide, se couvre d'une sueur visqueuse; le ventre est inerte et indolore; le pouls, misérable, devient de moins en moins appréciable, et, cependant, le malheureux patient, immobile, étendu sur le dos, grimaçant un sourire, croit à la fin de ses souffrances ou à une guérison prochaine. J'ai vu, pourtant, un homme intelligent, un jeune ingénieur des ponts et chaussées, pressentir sa mort dans cette absence de douleurs, et, après avoir remercié le médecin de lui avoir caché son danger, prendre ses dernières dispositions, et dire adieu à ses amis présents, avec autant de calme que s'il partait pour un voyage. L'intelligence la plus lucide persiste jusqu'au dernier moment.

2e Observation. — *Dyssenterie avec sortie d'une portion d'intestin de 35 centimètres. — Guérison.*

M. Roy, aspirant volontaire, embarqué sur la corvette l'*Embuscade*, entré à l'hôpital le 8 juin ; il a huit jours de maladie ; les selles, d'abord diarrhéiques, sont devenues sanguinolentes. A son entrée, il accuse des douleurs cuisantes et des épreintes à l'anus ; il n'a ni coliques ni fièvre. Pendant dix jours, il continue à aller de huit à dix fois à la selle; il rend toujours du sang liquide, plus ou moins foncé, et reste toujours sans fièvre ni coliques. Le traitement ne modifie en rien cet état. Le onzième jour, apparaît à l'anus un bourrelet douloureux, formé par la muqueuse; le douzième, ce bourrelet occasionne de la dysurie et du ténesme vésical; le treizième, les selles prennent une odeur gangréneuse infecte, la dysurie continue, la peau est couverte d'une sueur froide et visqueuse; l'état général est, cependant, toujours assez bon. L'anus examiné, on voit pendre une portion de tissu gangrené, on l'excise, et on reconnaît les tuniques muqueuse et fibreuse de l'intestin. Le quatorzième jour se passe sans rien de nouveau. Le quinzième, on voit pendre à l'anus une nouvelle portion de tissu gangrené, grisâtre ; on l'excise, et on reconnaît de nouveau la muqueuse. Enfin, le seizième jour, en opérant des tractions sur une nouvelle portion, on entraîne une masse gangrenée, qui a au moins 18 centimètres de long et 4 de large, et dans laquelle on reconnaît encore facilement les deux tuniques muqueuse et fibreuse de l'intestin ; en tout, il est sorti environ 35 centimètres de tissu gangrené.

Après cet accident, le malade a, pendant longtemps, des selles purulentes; son état général n'a jamais cessé d'être bon. Mais l'appétit ne renaissant pas, et l'assimilation ayant de la peine à se rétablir, il est envoyé en France comme convalescent.

Voilà, assurément, une observation extraordinaire, et qui me trouverait peut-être incrédule, si je ne l'avais recueillie moi-même. Pas de symptômes généraux, sphacèle avec sortie d'une énorme portion de tube intestinal, et guérison! Ces cas sont fort rares, on doit le supposer. J'appelle particulièrement l'attention sur la dysurie et le ténesme vésical, qui accompagnent presque toujours ces phénomènes.

3e Observation. — *Dyssenterie grave, suivie de mort.*

Evenet, fusilier, vingt-trois ans, deux ans de colonie, première attaque de dyssenterie, deux jours d'invasion, entré le 3 novembre 1848.

Il accuse trente selles, formées de glaires et de sang, et dit n'avoir éprouvé ni douleur ni fièvre. On constate, néanmoins, une fièvre symptomatique très-intense, la langue sèche sans enduit, soif vive, pas de nausées. La pression ne révèle aucune douleur, ni au ventre ni à l'hypocondre droit; ténesme douloureux, urines libres. (Saignée, 400 grammes; ipéca à la brésilienne.)

Le 4 novembre, la fièvre est moins intense, mêmes symptômes gastriques, toujours absence de douleurs, sauf le ténesme; dix selles muqueuses vertes, mêlées de plaques sanguines rouges. (Le caillot de la saignée est rétracté et consistant avec couenne. Ventouses scarifiées ; ipéca; lavements amylacés laudanisés.)

Le 5 novembre, la fièvre a repris de l'intensité; mêmes symptômes que la veille, plus une douleur sciatique dans le membre gauche; vingt selles sanguines rutilantes, avec ténesme. (Ipéca, sangsues à l'anus, bains, lavements laudanisés.)

Le 6 novembre, le pouls devient plus fréquent et plus concentré, des coliques ombilicales très-fortes se déclarent, le ventre est rétracté, mat; le malade dit avoir été plus de cinquante fois à la selle, la nuit; les selles sont brunes, mélangées de caillots noirs et de produits membraneux, dysurie. (quarante sangsues autour de l'ombilic, bains, frictions laudanisées, lavements au nitrate d'argent.)

Le 7 novembre, tous les symptômes s'aggravent, les coliques persistent, le ventre est douloureux à la pression, dysurie, selles incessantes de matières brunes, mélangées de sang noir, infectes. (Quarante sangsues matin et soir; bains; lavements au nitrate d'argent.)

Le 8, tous ces symptômes persistent et s'aggravent. (Opiacés; lavements saturnés.)

Le 9, L'agitation et l'insomnie n'ont pas cessé un instant pendant la nuit; peau froide, sueurs visqueuses pouls insensible, absence de douleurs, altération des traits, anxiété; en un mot, tous les symptômes du sphacèle intestinal. Mort à cinq heures du soir.

Autopsie. Quinze heures après la mort.

Abdomen. — Le foie est volumineux, hypertrophié, il déborde un peu en bas les fausses côtes, il refoule en haut le diaphragme jusqu'à l'intervalle qui sépare la troisième côte sternale de la quatrième; son tissu est ramolli, rouge brun, et laisse écouler une grande quantité de sang noir, quand on l'incise.

La vésicule est distendue par une bile brune, sédimenteuse, offrant la consistance et l'aspect du goudron; étendue en couche mince, elle est jaune très-foncé. L'estomac et l'intestin grêle ne présentent d'autre altération que quelques arborisations.

Le gros intestin est, dans toute son étendue, criblé de vastes ulcérations, irrégulières, à fond sanieux, jaunâtre, à bords endurcis et saillants. Dans leur intervalle, la muqueuse est boursouflée, grisâtre, ramollie, gangrenée, en un mot. La musculeuse forme généralement le plancher des ulcérations, dont quelques-unes vont presque jusqu'à la perforation. Toutes les surfaces sont recouvertes d'un liquide ichoreux, épais, d'une fétidité extrême.

Voilà encore une observation, où le peu de douleurs accusées par le malade pourrait abuser sur la gravité de la maladie, si la nature des selles, l'état du pouls, l'agitation, etc., n'éclairaient pas le diagnostic et le pronostic. Du reste, un des caractères de l'endémie de Saint-Pierre est un manque de rapport entre les souffrances éprouvées par le malade et la gravité de la maladie. Cela tient à la nature spécifique des causes et à la promptitude de l'invasion de la gangrène. Le traitement du cas que je viens de relater n'a pas été dirigé par moi.

J'ai décrit les différents degrés de la dyssenterie endémique aiguë et simple à Saint-Pierre (Martinique); et cependant les médecins qui n'ont vu que la dyssenterie des régions tempérées, ne seraient sans doute pas suffisamment éclairés sur le diagnostic et sur la léthalité de la dyssenterie des pays chauds, si là devait s'arrêter l'histoire de la maladie.

Quant au diagnostic, il faut bien le reconnaître, il y aurait témérité sur un autre théâtre à rapporter notre description du premier degré à la dyssenterie franche. Mais peut-on donner un autre nom à une maladie qui se développe sous l'influence des mêmes causes que la dyssenterie, suit la même marche, et se termine de la même façon? Cette maladie, fût-elle une diarrhée au début, si elle se termine par la cachexie dyssentérique ou par la dyssenterie gangréneuse, ne peut être évidemment que la dyssenterie elle-même. Dira-t-on que le siége et les symptômes, au début, sont ceux de l'entérite ordinaire, et que celle-ci se complique plus tard de dyssenterie? Mais croit-on que les causes endémiques bornent ainsi leur action? Ce serait une erreur; cette action est plus générale, ainsi que le prouve la cachexie, qui en est la suite, et la participation constante du foie à l'état morbide.

Je crois donc rester dans les termes d'une saine logique, en rapportant tous ces degrés de la maladie à l'unité dyssentérique; et j'y trouve de plus l'avantage de satisfaire aux vœux de l'administration de la marine. On sait que les veuves des malheureux qui succombent aux endémies des colonies ont droit à une pension; combien de fois l'administration n'a-t-elle pas réclamé contre ces dénominations de gastro-entérite, de gastro-entéro-colite, qui ne satisfaisaient pas aux formes réglementaires, et combien de fois ces distinctions d'école n'ont-elles pas privé la veuve du denier qui devait la préserver de la misère?

Quant à la léthalité, trop justement attribuée à la dyssenterie endémique, ce n'est pas dans les descriptions que je viens d'en donner qu'il faut en chercher la raison; la dyssenterie aiguë simple est rarement mortelle, même à son degré le plus intense. Ce sont les complications et la forme chronique de la maladie qui en font tous les dangers. Occupons-nous d'abord des complications.

Il est fait mention, dans presque tous les auteurs, de dyssenteries ataxiques, adynamiques, typhoïdes; si dans les grandes épidémies des camps, des prisons, des vaisseaux, la dyssenterie peut revêtir ces différentes formes, il n'en est plus de même ici, où on ne les observe que très-rarement. Je n'ai pas vu l'état ataxique une fois sans qu'il fût lié à une complication paludéenne ou hépatique grave; quant à l'adynamie, à l'état typhoïde, ils sont très-rares aussi, et presque toujours l'effet de la marche de la maladie ou de l'idiosyncrasie du malade.

Je ne puis pas non plus regarder, comme complications, une prétendue gastrite se traduisant par des vomissements abondants, et la péritonite partielle ou générale, qui surviennent quelquefois à la fin d'une dyssenterie. Ce sont des symptômes d'aggravation, ou tout au plus des épiphénomènes de la maladie. Il en est de même des éruptions de la peau. Les seules complications sérieuses, graves, fréquentes, dont le médecin ait à s'occuper, sont les fièvres paludéennes simples ou pernicieuses, et l'hépatite.

Il n'est question ici, on le comprend, que de la fièvre qu survient pendant le cours d'une dyssenterie, et non de celle qui en a précédé ou accompagné le début. Assez souvent, les dyssenteries moyennes ou graves présentent tout à coup, à une période assez avancée de leur marche, un accès de fièvre, très-distinct de la fièvre symptomatique du début, et que le médecin doit surveiller avec soin, afin de lui opposer un traitement convenable. Il pourrait se faire, en effet, qu'il prît pour un accès de fièvre de cause paludéenne une fièvre qui ne serait que l'annonce de l'exaspération de la maladie de l'intestin. On se souvient qu'à tous les degrés, la dyssenterie peut s'aggraver subitement. Or, on voit de suite combien il serait fâcheux de commettre une erreur et de combattre par le sulfate de quinine la fièvre qui ne serait que l'expression d'un état général empiré. Il n'y a d'ailleurs aucun inconvénient à attendre l'effet d'une fièvre simple; si elle est de nature paludéenne, les accidents dyssentériques s'apaiseront au lieu de s'accroître, et l'accès se répétant, il sera temps d'administrer le sulfate de quinine, qui alors guérit souvent la fièvre et la dyssenterie, et dans tous les cas est toléré, sans inconvénient pour la maladie primitive, si elle continue sa marche. Si l'accès de fièvre était violent et caractérisé au point de ne pouvoir être méconnu, il faudrait le combattre immédiatement, pour prévenir les accidents pernicieux.

C'est, en effet, quelquefois après des accès simples ou mal caractérisés, mais, souvent aussi, c'est brusquement qu'un accès pernicieux se déclare pendant une dyssenterie. C'est par l'agitation et la sueur, deux symptômes étrangers à la dyssenterie, que commencent les accidents; bientôt des vomissements, des selles abondantes se déclarent; leur couleur et leur consistance ne sont plus celles qu'elles avaient auparavant, le plus souvent liquides comme de l'eau, elles ont l'apparence d'une sérosité d'un blanc sale ou grisâtre, quelquefois leur couleur est vert clair. En même temps et rapidement, les traits du malade s'altèrent, sa voix se casse, ses yeux s'enfoncent et se cernent, et il accuse des douleurs abdominales assez vives, et quelquefois des crampes dans les mollets; la peau devient froide, la sueur visqueuse, et le pouls petit et fréquent. Le plus habituellement les accidents pernicieux prennent cette forme cholérique; mais, cependant, dans quelques cas, les déjections au lieu d'augmenter paraissent diminuer, et peuvent même se supprimer. Alors les symptômes d'algidité dominent; le pouls baisse considérablement et se déprime, la peau est recouverte d'une sueur froide qui dure autant que les accidents, et quelques symptômes cérébraux apparaissent. Ces deux formes, cholérique et algide, sont les seules sous lesquelles j'aie vu se produire les accidents pernicieux dans la dyssenterie; ce sont aussi celles que revêtent le plus habituellement les fièvres graves de la localité; la forme comateuse ou cérébrale que peuvent prendre aussi ces fièvres, ne s'est pas présentée à mon observation. Ces symptômes ont d'ailleurs une marche fort irrégulière, et il serait difficile de leur assigner un type; ils durent, le plus souvent, deux ou trois jours avec quelque rémittence. Quand ils ont cessé, il n'est pas rare de voir la dyssenterie ne plus reparaître; cela n'est pas constant cependant, et il faut toujours considérer cette complication comme fort grave.

4e Observation. — *Dyssenterie et fièvre pernicieuse algide. — Guérison.*

Riou (Joseph), tambour, âgé de trente et un ans, trois ans de colonie, ayant déjà neuf entrées à l'hôpital, sept pour fièvre, deux pour dyssenterie. Admis, en dernier lieu, le 17 février 1851.

La maladie, en seconde récidive, a reparu depuis cinq jours, et le malade accuse sept ou huit selles par jour, d'abord composées de graisse et de sang, puis liquides seulement.

A son entrée, langue saburrale, rouge sur les bords; coliques hypogastriques, ténesme anal et vives cuissons pendant les selles; urines libres. Un peu de fièvre symptomatique. (Ipéca; sangsues à l'anus.)

Le 18, le malade accuse de vives coliques et de la cuisson à l'anus; il ne rend pourtant que des selles muqueuses jaunâtres. (Ipéca, ventouses.)

Le 19, le pouls est petit, à 112; il y a de l'agitation, et pourtant les selles et l'affection dyssentériques vont en s'améliorant. Il n'y a aucune rémittence dans cet état. (Ipéca, lavements laudanisés.)

Le 20, les accidents généraux augmentent et la dyssenterie s'améliore; il est évident qu'il existe un état fébrile indépendant de la maladie du ventre. La température de la peau va plutôt en baissant qu'en augmentant. (Potion avec 1 gramme de sulfate de quinine.)

Le 21, la quinine n'a pas été tolérée et a déterminé des douleurs et une sensibilité vive à l'abdomen ; vomissements, langue sèche, rouge sur le bord, soif vive. La peau devient froide, couverte de sueur visqueuse, l'agitation est très-grande, le pouls augmente de vitesse et de concentration; il est à 140, respiration anxieuse, dysurie (Deux quarts lavements quininés, douze pilules de quinine de 3 grains, frictions quininées, synapismes, vésicatoires.) Aussitôt après les lavements, convulsions avec douleurs très-vives à l'abdomen, déterminées par le médicament.

Le 22, le pouls est descendu à 96, la peau est moiteet tiède, il y a quelques hoquets; les douleurs provoquées par la quinine durent toujours. (Six pilules quinine et opium, quart lavement de quinquina quininé, frictions quininées.)

Le 22, le pouls est à 88, la peau bonne ; le malade éprouve tous les symptômes de la saturation quinique.

A partir de ce moment, il entre en convalescence; les selles se sont supprimées pendant les accidents algides; et il sort guéri le 8 mars.

J'ai choisi cette observation pour prouver que la quinine n'est pas toujours tolérée par le malade ; qu'elle peut même causer des accidents assez graves sans que, pour cela, on doive se laisser arrêter dans son emploi. Ici, il y a eu des vomissements, des coliques convulsives, ce qui n'a pas empêché la quinine de produire son effet, et de triompher de l'accès algide. La guérison n'eût probablement pas été obtenue, si l'on en avait suspendu l'emploi.

Quant à l'hépatite, on pourrait la considérer plutôt comme un élément essentiel de la dyssenterie endémique, que comme une complication de cette maladie. Je ne saurais pas toujours caractériser le genre de lésion dont le foie est atteint; car, souvent, il ne manifeste en rien ses souffrances, et l'on sait combien les lésions légères de cet organe sont difficiles à diagnostiquer, mais, toujours est-il que, soit lésion de sécrétion ou de produit sécrété, soit lésion de tissu, je considère le foie comme toujours malade dans la dyssenterie endémique de Saint-Pierre, et non pas seulement par sympathie, mais comme constituant un élément essentiel de la maladie. Il est bien certain que, dans les degrés les moins intenses, la bile subit au moins une altération de quantité ou de qualité; et, dans le degré le plus grave, il y a si souvent hépatite suivie ou non de suppuration, soit qu'on l'ait constaté pendant la vie, soit que l'autopsie seule l'ait dévoilée, que je ne puis pas séparer la maladie du foie de la dyssenterie endémique. Comme preuve de ce que j'avance, je dirai que sur le nombre des autopsies de dyssenteries aiguës inscrites au registre d'autopsies de l'hôpital de Saint-Pierre, pour une période de cinq années, on compte des abcès du foie dans un tiers des cas, et des altérations d'autre nature dans les deux autres tiers.

On devra donc toujours avoir l'attention portée vers le foie autant que vers l'intestin, dans l'espèce de dyssenterie qui nous occupe. Si l'observation ne m'avait pas prouvé ce fait, et si je n'avais pas connu les belles expériences de M. Claude Bernard sur les usages bien distincts de la bile et du suc pancréatique dans la digestion, l'affection dont j'ai été atteint moi-même, et qui a duré quatre mois, aurait sans doute fini par me mener à l'épuisement et à la cachexie. J'avais fini par remarquer que, parmi la bile dont se composaient mes selles, se retrouvaient intactes toutes les parcelles d'aliments féculents que je prenais; je ne digérais que les aliments gras. L'inspection attentive des selles, comme on le voit, est d'une grande importance pour arriver à la vérité. Mais, à un degré plus intense de la dyssenterie, c'est l'altération de circulation du foie qui s'observe habituellement, et il est important d'en saisir les premiers symptômes, attendu que leur apparition doit faire modifier notablement le traitement de la dyssenterie. Le plus souvent, l'hépatite s'annonce par un ou plusieurs accès de fièvre intermittente, à la suite desquels apparaît un point douloureux, soit sous le rebord des fausses côtes, soit dans l'un des derniers espaces intercostaux. Quand le malade fait une longue inspiration, il est arrêté par une douleur vive, circonscrite, qu'il désigne très-bien avec la main; si l'on presse ce point, on réveille la douleur; si son siége est dans les espaces intercostaux, il existe le plus souvent à l'épaule du même côté, soit dans la fosse sus-épineuse, soit dans le creux sus-claviculaire, soit dans le moignon de l'épaule même, une douleur correspondante qui indique que c'est la région convexe du foie qui est malade. L'inflammation de la partie concave n'est pas aussi sûrement indiquée qu'on semble le croire généralement par l'ictère qui ne paraît que dans les premiers jours, et qui est ordinairement bornée aux conjonctives. La localisation de cette inflammation à la face concave du foie se reconnaît bien plus certainement par la percussion qui démontre que le foie déborde les fausses côtes, et par le siége de la douleur. La percussion, pratiquée aux limites supérieures du foie, fait aussi connaître l'hypérémie de l'organe. Il peut arriver cependant que la percussion n'indique aucune augmentation de volume; sans doute, dans le cas où une partie centrale peu étendue est enflammée. A ce début, le développement du côté est rarement appréciable par la mensuration et par l'écartement des espaces intercostaux, ceux-ci, d'ailleurs, sont immobiles et s'élèvent ou s'abaissent en masse pendant la respiration.

Mais mon intention n'est pas de faire ici l'histoire de l'hépatite, et je dois me borner à donner les signes propres à caractériser l'invasion de cette maladie, et à indiquer au médecin la conduite qu'il a à tenir par rapport à la dysseuterie; le plus souvent celle-ci est modifiée dans sa marche, et diminue ou s'arrête par l'apparition de l'hépatite. Quelquefois cependant elle n'en est pas influencée et continue son cours, surtout si l'hépatite est peu intense, et si elle se termine par résolution, comme cela arrive assez fréquemment, et particulièrement pendant les périodes bénignes de l'endémie.

Mais il n'en est plus de même pendant les périodes graves, et quand la dyssenterie apparaît à son degré le plus intense, il faut s'attendre à la suppuration de l'organe sécréteur de la bile. L'abcès du foie, en effet, paraît être la terminaison favorite de l'hépatite dyssentérique. Cette observation n'a pas été faite par les médecins qui m'ont précédé dans cet hôpital; mais ils ne reconnaissaient pas, comme moi, la participation du foie à l'existence même de la dyssenterie. Cette opinion, acquise par l'expérience, m'a fait porter toute mon attention vers les antécédents des hommes atteints d'hépatite, et je suis arrivé presque toujours, par une investigation attentive, à constater qu'une dyssenterie avait précédé l'hépatite, quand elle n'existait pas en même temps qu'elle.

Un dernier trait, enfin, fait ressortir la relation étroite qui existe entre la dyssenterie et l'hépatite, c'est que celle-ci suit la même marche que celle-là; elle est sujette à récidiver comme elle, et n'arrive quelquefois à la suppuration qu'après plusieurs attaques, coïncidant presque toujours alors avec une dyssenterie peu intense. Le plus souvent, c'est ainsi que l'hépatite arrive à la suppuration pendant les périodes d'endémie simple.

Par conséquent, consécutive, concommittente ou primitive à la dyssenterie, l'hépatite purulente est intimement liée à cette affection. Mais on conçoit qu'une terminaison aussi grave de l'hépatite ne se prononce pas sans devenir bientôt la maladie principale, et je pourrais dire une maladie distincte, dont le diagnostic, la marche et le traitement n'ont plus aucun rapport avec la dyssenterie. Aussi, je ne regarde pas comme opportun de donner ici en détail l'histoire des abcès du foie, et je crois ce sujet assez important pour devoir en faire l'objet d'un mémoire à part, qui sera ajouté, comme appendice, à cette étude de la dyssenterie endémique.

5e Observation. — *Dyssenterie hépatique.*

Le nommé Lebrun (Dominique), tambour au 2e régiment d'infanterie de marine, ayant trois ans de colonie et trois entrées à l'hôpital, pour maladies non dyssentériques ; admis pour la quatrième fois le 31 mars 1851.

Malade depuis quatorze jours, il a eu, pendant les douze premiers jours, des selles sanguines avec coliques très-fortes, cuisson à l'anus, nausées fréquentes, bouche amère, soif très-vive, douleur légère à l'épigastre. Il a suivi plusieurs traitements de commère, pour couper sa dyssenterie, et, depuis quatre jours, il éprouve une douleur à l'hypocondre droit, au-dessous du rebord des fausses côtes, s'étendant dans la région épigastrique. Cette douleur, d'abord légère, a beaucoup augmenté cette nuit, et a été accompagnée d'un accès de fièvre intense.

A son entrée, les selles sont complétement supprimées depuis quarante-huit heures, les douleurs abdominales et anales sont nulles; la fièvre a cessé, mais le pouls reste plein et dur. La douleur de l'hypocondre est assez vive et se fait surtout sentir à la pression, au niveau du lobe moyen. Il est facile, par la percussion et même par la palpation, de reconnaître que le foie déborde les côtes de plusieurs centimètres; on ne constate pas de développement en haut, pourtant il y a une douleur d'épaule assez prononcée du côté droit. Depuis que ces symptômes hépatiques se sont prononcés, la dyssenterie a été masquée complétement. (Saignée, 500 grammes; 60 sangsues; cataplasmes; lavements avec huile de ricin.)

Le 1er juin, la dyssenterie reparaît, mais avec peu d'intensité et sous forme de diarrhée; et, pendant la période de temps que met l'hépatite à arriver à la suppuration, elle se maintient à trois ou quatre selles par jour, avec mélange de sang de temps en temps; un jour même, une selle abondante et hémorrhagique apparaît sans qu'on puisse l'expliquer autrement que par l'ulcération d'une branche artérielle ou veineuse assez considérable. Cet accident ne se renouvelle plus et les selles diminuent jusqu'à l'ouverture de l'abcès du foie qui a lieu le 10 juin. Elles ne se remontrent plus pendant la suppuration de l'abcès, qui présente les péripéties les plus graves, ce qui n'empêche pas la guérison d'avoir lieu au bout d'une quinzaine de jours.

Le traitement de la dyssenterie a été subordonné à celui de l'hépatite qui s'est composé de saignées abondantes, générales et locales, puis de l'application de la potasse caustique, dès que la suppuration s'est concentrée, et enfin de l'ouverture de l'abcès avec le bistouri, à travers l'escarre et après deux ponctions exploratrices. Pendant ce temps, les lavements laudanisés et l'opium fractionné ont seuls été opposés à la dyssenterie.

Comme on le voit ici, la dyssenterie; qui s'annonçait assez grave, s'arrête subitement à l'apparition des symptômes suraigus de l'hépatite, puis elle reparaît avec des alternatives de bien et de mal pour disparaître enfin tout à fait quand la suppuration du foie a eu lieu. L'hépatite, plus grave que la dyssenterie, en a dominé non-seulement l'expression symptomatique, mais la lésion même de l'organe, par une véritable substitution.

Dyssenterie chronique. — Nous voici arrivés à la forme à laquelle viennent aboutir tous les degrés de la dyssenterie endémique, à l'explication enfin de la grande léthalité de cette maladie.

Il me semble difficile de préciser par le nombre de jours la durée de la période aiguë, et le moment du passage à l'état chronique. En voici la raison : dans les colonies, ce n'est pas habituellement par continuité que ce passage se fait, mais bien par l'effet de récidives plus ou moins nombreuses. Il est assez rare qu'un malade, atteint d'une première attaque de dyssenterie, voie son affection se prolonger où passer lentement à l'état chronique. (L'observation de Marécot en est pourtant un exemple.) Je dis lentement, car ce n'est pas au bout de quinze, de vingt ni de vingt-cinq jours, comme le disent la plupart des auteurs, que cette transformation se fait ; les dyssenteries graves qui traînent en longueur durent souvent bien plus longtemps sans devenir chroniques, et j'en ai vu se terminer par la mort, après un mois de durée, sans qu'on pût dire que la période aiguë eût cessé. C'est plutôt par l'observation attentive du malade, et des changements qui s'opèrent dans tout son individu, en même temps que dans les symptômes particuliers de la maladie, que l'on peut diagnostiquer l'état chronique. Or, ce changement, marqué par le moment où la lutte entre l'organisme et les causes endémiques se termine par le triomphe de celles-ci, peut arriver à des époques très-variables de la durée de la maladie. Il y a des malades qui ont une force de réaction étonnante, et qui, après sept et huit récidives d'une dyssenterie sur-aiguë, n'ont rien perdu de leurs forces ou même de leur embonpoint. Il en est d'autres, au contraire, qui, après huit jours de maladie semblent privés de toute énergie et ne peuvent plus se relever ; ceux-là entrent presque d'emblée dans l'état chronique. Mais voici la marche la plus fréquente par laquelle la maladie arrive à la chronicité : après une ou deux récidives, la diarrhée reparaît et disparaît sans cause dans les intervalles de santé, et finit par s'établir d'une manière permanente et par forcer le malade à prolonger son séjour à l'hôpital. Alors la peau a perdu sa coloration naturelle, elle a pâli; l'embonpoint a sensiblement diminué, les forces sont tombées, et ne permettent plus un exercice un peu prolongé, les yeux ont perdu de leur vivacité, la voix est un peu cassée, la langue est le plus ordinairement rouge et fendillée, ce qui lui donne un aspect presque pathognomonique; il m'est arrivé de reconnaître, par ce seul symptôme, un état chronique que le malade voulait dissimuler. Afin d'obtenir des aliments, les malades cherchent à cacher leur état, car l'appétit est presque toujours augmenté au début de l'état chronique; plus tard, quand la cachexie se dessine, l'appétit est nul ou bizarre; la soif est vive assez généralement; les vomissements exceptionnels. Les malades accusent des coliques vagues à siége variable, et ont des garde-robes au nombre de trois à six par jour et de couleur très-variée; si l'état chronique a succédé sans interruption à un état aigu grave, les selles sont en purée et contiennent du sang ; s'il n'est survenu que par suite de récidives, et lorsque la dyssenterie n'avait plus que la forme diarrhéique, le sang ne se trouve plus dans les selles, et, dans ce cas, ce sont des purées jaunes, grisâtres, ardoisées, qui forment les déjections.

Cet état continuant à faire des progrès, la cachexie se dessine et se reconnaît aux traits suivants : la maigreur est squelettique, la peau paraît collée sur les os, a perdu son élasticité, et conserve au visage les plis causés par les contractions de la souffrance, d'où résulte une expression facilement reconnaissable; la marche est incertaine et se fait difficilement sans appui, tout le corps est incurvé en avant et le ventre paraît vide, il arrive exceptionnellement qu'il contienne un peu d'eau; mais autant les hydropisies consécutives étaient fréquentes dans cet hôpital, quand la médecine physiologique y régnait exclusivement, autant elles sont rares aujourd'hui que les évacuants font la base du traitement. Depuis trois ans, je n'en ai pas rencontré un seul cas. Les jambes seules sont fréquemment infiltrées aux malléoles; en un mot, les épanchements et les obstructions ne sont pas le caractère de la cachexie dyssentérique.

Qu'il me soit permis de faire sentir ici les différences radicales de cette cachexie d'avec la véritable cachexie paludéenne, qui est caractérisée par la bouffissure et la teinte bistrée du visage, l'infiltration de tout le corps qui semble augmenté de volume, l'engorgement de la rate, du foie, qui amènent presque toujours l'ascite et penchent le corps en arrière pendant la marche. Il est impossible de réunir ces deux cachexies sous l'appellation commune de cachexie paludéenne. Il serait assurément fort commode de formuler ainsi d'une manière synthétique la pathogénie d'un pays; mais la pratique se trouve souvent peu d'accord avec les idées purement spéculatives.

Enfin, il est facile de pressentir la terminaison de la maladie arrivée à ce point; et elle a lieu soit par l'épuisement progressif du malade qui s'éteint comme une lampe manquant d'huile, soit par un surcroît de souffrances et une sorte de retour à l'état aigu.

MARCHE, DURÉE, TERMINAISON.

La marche et la durée de la dyssenterie endémique sont deux choses fort difficiles à déterminer, ainsi qu'il résulte de la description des symptômes; ce n'est pas une phlegmasie à phases et à phénomènes réguliers; elle subit toutes les variétés d'intensité et de durée que lui infligent les causes qui l'ont fait naître ou qui l'entretiennent.

Ainsi, le premier degré de la maladie, qui ne dure souvent que quelques jours et se termine par la guérison, peut comprendre d'autres fois de longs mois et se terminer par l'état chronique ou par un état aigu grave qui enlève le malade.

Pour le second degré, on ne peut pas lui assigner pour durée véritable la période aiguë qui s'étend de sept à huit jours, puisqu'à cette période en succède souvent une autre, moins grave en apparence, mais pouvant mener le malade à l'état chronique et n'ayant pas de terme fixe.

Le degré le plus grave de la maladie est jugé en peu de jours, quand il doit se terminer par la mort; il est rare qu'il se prolonge au delà de huit jours. Mais, lorsque la guérison a lieu, comme ce n'est presque jamais d'une manière franche, et que des améliorations et des aggravations se succèdent ordinairement, il faut souvent compter quinze, vingt jours et plus, avant d'y atteindre. Quand on pense aux affreux ravages que cause une dyssenterie grave, on comprend qu'il faille du temps pour toutes les éliminations gangréneuses partielles ou en masse, et pour les réparations qui doivent s'ensuivre.

Mais ce qui s'observe pour une dyssenterie primitive peut-il s'appliquer aux récidives si fréquentes qui suivent une première attaque? Ici, tout n'est que chaos; et vouloir fixer la durée et la marche des récidives me paraît chose impossible.

Toujours est-il, je le répète, que la terminaison, dans la forme aiguë, est le plus souvent la guérison, et que, sur cent quatorze décès pendant une année d'endémie grave, la dyssenterie aiguë ne figure que pour le chiffre vingt-sept.

Mais que dire de la dyssenterie chronique qui peut conduire à la mort en deux mois et demi ou trois mois, chez quelques malades; qui, chez d'autres, occasionne onze et douze entrées à l'hôpital, sans que la vie soit sérieusement compromise; qui, chez la plupart enfin, entraîne à la cachexie et à la mort? C'est par le nombre de récidives que se calculent la marche et la durée de la maladie; et encore faudrait-il avoir égard à la force de réaction très-variable qu'opposent les malades aux ravages de la maladie. En définitive, pourtant, que la mort arrive en trois mois ou en trois ans, cette forme en est presque toujours la cause directe; et dans les périodes graves, comme dans les périodes bénignes, elle comprend la moitié au moins des cas mortels.

Il est un accident, une complication de la dyssenterie, qui vient encore augmenter beaucoup le chiffre des décès ; et, bien que ce ne soit pas alors, à vrai dire, par la dyssenterie que la mort ait lieu, il faut bien en tenir compte, puisque cette affection en est la cause première. Je veux parler de l'hépatite purulente. Sur cent quatorze décès, cette complication s'est présentée vingt-sept fois, en même nombre que les dyssenteries graves. Dans les périodes bénignes, elle est moins fréquente, et, sur quarante-quatre décès, elle ne figure alors que pour cinq.

En résumé, le pronostic de la dyssenterie endémique de Saint-Pierre doit être considéré comme très-grave. Chaque malade figurant pour trois ou quatre maladies, ce n'est pas d'après le nombre des entrées à l'hôpital qu'il faut calculer la proportion des morts, mais d'après l'effectif réel de la garnison, et voici à quels tristes résultats on arrive de cette façon :

La moyenne annuelle de la garnison de Saint-Pierre, infanterie et artillerie, est de sept cents hommes.

La moyenne de décès par dyssenterie, pendant les dernières années, a été de soixante-cinq, ce qui donne neuf pour cent environ.

Si l'on comparait la liste nominative des malades à celle des morts, cette proportion serait bien autrement effrayante, car c'est à peine sur le quart de la garnison que roulent toutes les entrées à l'hôpital, et nous voyons toujours reparaître les mêmes hommes jusqu'à ce qu'ils succombent ou que nous puissions les éloigner de Saint-Pierre.

TRAITEMENT.

Sans craindre de me répéter, je dois le dire encore, je ne raconte ici que ce qui s'observe à l'hôpital de Saint-Pierre, et mon intention n'est pas de passer en revue tous les moyens qui ont été opposés à la dyssenterie.

Dans la forme la plus légère de l'endémie de Saint-Pierre, le traitement est très-simple. Si le malade accuse des coliques en entrant, on peut lui appliquer des ventouses scarifiées sur le ventre; mais on pourrait aussi s'en dispenser, ces coliques cédant très-facilement aux légers évacuants. Je dirai d'ailleurs que ce premier degré, malgré l'attention que j'ai mise à l'étudier, ne m'a jamais présenté un symptôme de lésion de circulation, soit de l'intestin, soit du foie. Je n'y ai vu qu'une lésion de sécrétion réclamant l'observation du régime et l'emploi des évacuants légers. La diète, cependant, ne doit pas être rigoureuse ni trop prolongée ; on doit éviter d'affaiblir le malade. On se contentera de prescrire le petit-lait manné pendant quelques jours (30 grammes de manne pour 500 grammes de petit-lait), et on donnera matin et soir des quarts de lavements amylacés et opiacés, ou de l'opium fractionné à la dose de 0,02 matin et soir. Si la diarrhée se prolongeait trop ou se montrait rebelle, il faudrait éloigner le malade du foyer endémique pendant un mois ou deux : c'est par ce moyen que je me suis débarrassé de ma diarrhée.

La dyssenterie de moyenne intensité demande un traitement plus actif. Si la maladie compte à peine quelques jours d'invasion et qu'il y ait encore du sang dans les selles, ou bien si les coliques sont vives, on fait une application de ventouses sur toute la surface de l'abdomen, et on revient plus tard à l'application de sangsues sur les points où la souffrance est vive. Les douleurs cèdent presque toujours à ces premières applications; mais je dois dire qu'elles cèdent aussi facilement aux évacuants employés dès le début; et, d'après la nature de l'endémie dyssentérique de Saint-Pierre, il me paraît prudent de ne pas trop insister sur les antiphlogistiques; la méthode évacuante et fortement perturbatrice est la seule qui convienne.

Aussi, en même temps que les saignées locales, et souvent sans leur concours, je prescris, dès le début, l'ipéca à la brésilienne (8 grammes de racine concassée pour 125 grammes d'eau qu'on renouvelle tous les jours avec le même marc). S'il est bien toléré, on le continue pendant cinq à sept jours, quoique le 4e jour généralement les vomissements s'arrêtent; mais s'il fatigue le malade, si les vomissements sont trop abondants ou trop prolongés, surtout si les selles ne sont pas modifiées, je le suspends avant ce terme. Quand il produit son effet, vers le septième jour les selles ont acquis une demi-consistance. Pendant ce temps, d'autres moyens secondaires ont aidé son action ; ce sont les quarts de lavements amylacés et laudanisés, l'opium fractionné, les demi-bains, les cataplasmes, la diète la plus sévère et l'eau albumineuse pour boisson.

J'ai dit, qu'à ce degré, la maladie ne s'arrêtait pas généralement après cette première période aiguë, et qu'elle se prolongeait souvent fort longtemps à l'état de diarrhée si on la laissait suivre son cours. Il faut, en effet, changer de moyens de traitement et recourir aux purgatifs légers; ceux-ci sont nombreux, comme on le sait, et le choix qu'on en peut faire est assez varié. J'ai essayé de presque tous, et, en dernière analyse, je n'ai trouvé que le petit-lait manné qui ait répondu presque toujours à mes espérances. Je ne voudrais pas laisser croire que le grand usage que je fais de ce médicament m'ait prévenu au point d'être injuste envers les autres, mais je n'hésite pas cependant à déclarer que je le regarde presque comme le spécifique de la diarrhée endémique; je le continue pendant quinze jours quelquefois, en ayant soin d'employer concurremment l'opium fractionné, et j'arrive presque toujours aux mêmes résultats; mais pour cela il faut qu'il soit toléré, qu'il n'agisse comme évacuant que les deux ou trois premiers jours, quelquefois même pas du tout, ce qui prouve qu'il a une action toute spéciale. Ni les sels neutres comme évacuants, dont il ne faut pas prolonger l'usage, ni l'huile de ricin, que j'emploie comme laxatif quelquefois, ne m'ont présenté cette action particulière. Je ne parle pas du calomel, auquel je reconnais beaucoup de puissance, et qui a aussi une action toute spécifique, comme je le dirai bientôt.

Par l'emploi de ces moyens, on arrive presque toujours en plus ou moins de temps à guérir une dyssenterie moyenne. Mais lorsque l'ipéca n'est pas toléré et que la maladie ne s'est pas modifiée, ce n'est pas au petit-lait manné qui aurait alors trop peu d'action qu'il faut avoir recours, c'est au calomel à la dose de 60 centigrammes uni à 3 ou 5 centigrammes d'opium, et il est rare qu'après trois prises les selles ne soient pas notablement modifiées, et ne permettent de recourir au petit-lait manné.

J'ai dit que celui-ci n'était pas non plus toujours bien toléré, et, quand on est obligé de le suspendre, on peut donner une tasse de tilleul laudanisé de 6 à 8 gouttes, peu d'instants avant chaque repas. C'est un moyen qui produit souvent un bon effet. Mais, je dois l'avouer, je n'ai jamais pu constater de bons effets de l'opium employé comme base du traitement de la dyssenterie endémique; j'ai souvent même reconnu une aggravation par son usage à dose élevée, et j'ai été amené à ne m'en servir que comme moyen secondaire et à dose fractionnée. Cet effet, si différent de celui qu'on observe dans les pays tempérés, ne peut s'expliquer que par la nature et les causes particulières de l'endémie dont je parle.

Enfin, quand la dyssenterie grave se présente à mon observation, voici le traitement auquel je m'arrête : comme c'est à la visite du soir que je vois ordinairement le malade, je commence par faire les déplétions sanguines qui me paraissent nécessaires. La saignée du bras est bien rarement indiquée dans l'endémie de Saint-Pierre; il faut pour la prescrire que l'invasion soit toute récente, et que la réaction soit très-intense; autrement, la gangrène arrivant très-promptement, on serait exposé à faire plus de mal que de bien. Je reste quelquefois une année entière sans trouver l'occasion de faire une seule saignée, non pas que je nie l'efficacité de ce moyen héroïque employé à propos, non pas que je m'arrête à un système, mais je suis dirigé par l'appréciation des lésions anatomiques particulières à cette endémie et de leur caractère gangréneux. Les saignées locales n'ont pas le même inconvénient, et de nombreuses ventouses, ainsi que des applications de sangsues sont prescrites à cette première visite ; les lavements simples ou laudanisés, les demi-bains, les cataplasmes, les tisanes adoucissantes sont les auxiliaires obligés pour les premiers moments.

Le lendemain au matin, j'administre l'ipéca comme vomitif, et je prescris pour le soir 1 gramme de calomel avec 5 centigrammes d'opium, suivant la méthode d'Annesley modifiée. Si les douleurs abdominales sont encore vives, je reviens aux sangsues matin et soir, et je continue les moyens auxiliaires.

Le jour suivant, je prescris un purgatif à l'huile de ricin, plutôt, je l'avoue, pour observer la recommandation d'Annesley, que dans le but un peu trop matériel d'entraîner les matières retenues dans l'intestin. Le soir, nouvelle dose de calomel, et si les symptômes généraux sont intenses, des sangsues encore et les émollients.

Le calomel est ainsi continué pendant cinq à six jours si on en observe de bons effets, sinon, on l'abandonne pour revenir à l'ipéca, qu'on administre à la brésilienne. Au septième ou huitième jour, ce traitement actif doit être abandonné, et on prescrit alors le petit-lait manné, et le malade ne tarde pas à guérir, plus promptement peut-être qu'il ne l'eût fait dans un cas moins grave, mais exclusivement combattu par les antiphlogistiques. Pour moi, l'action du calomel par la méthode d'Annesley a une très-grande puissance dans l'endémie dyssentérique, il modifie promptement les selles, et je le préfère à l'ipéca ; il est aussi mieux toléré que ce dernier médicament ;

cependant, il provoque quelquefois un redoublement de coliques qui force à en suspendre l'emploi. Il est évident que ce n'est pas comme purgatif qu'il agit, puisque son usage prolongé pendant quelques jours supprime les selles; mais il est sujet à un grave inconvénient qui, pourtant, est le signe ordinaire de son action curative : c'est la salivation. Les stomatites mercurielles, les ulcérations profondes, la nécrose même des os maxillaires, qu'il peut déterminer, prolongent beaucoup le traitement et ne sont pas sans danger.

On est quelquefois obligé de combattre le caractère particulier des selles, quand il est inquiétant. J'ai opposé avec avantage aux selles purulentes les lavements avec l'acétate de plomb; aux selles livides contenant des détritus très-apparents de membranes, les lavements au nitrate d'argent, 50 centigrammes, qui modifient les selles au point de les rendre en partie moulées dans peu de jours; aux selles toutes sanguines, quand la réaction fébrile n'est pas intense, les lavements fortement aiguisés d'acide sulfurique. Mais je ne compte pas trop sur les modifications passagères qu'on obtient par ces moyens locaux.

Concurremment, on emploie enfin, quand il y a lieu, les moyens secondaires déjà indiqués : les demi-bains, les cataplasmes, les lavements, les tisanes adoucissantes, en très-petite quantité, mais qu'on peut varier, suivant le goût des malades; la diète d'aliments la plus sévère est observée tout le temps que durent les accidents aigus.

Ce n'est pas sans raison que tous les auteurs insistent sur l'importance du régime pendant le traitement et pendant la convalescence de la dyssenterie. La diète absolue d'aliments et presque absolue de boissons est de rigueur pendant la première période de la maladie. Ce n'est que lorsque les selles ou l'état général viennent à se modifier qu'on peut commencer l'alimentation; et les crèmes, les panades, les soupes légères conviennent alors. Il faut une amélioration encore plus sensible pour accorder successivement un œuf à la coque ou sur le plat, du poisson léger, de la volaille rôtie. Les sauces et les légumes verts doivent être soigneusement évités; tandis qu'il est bon d'accorder de bonne heure un peu de vieux vin de Bordeaux coupé avec de l'eau. Je n'ai pas observé de bons effets de l'usage du café noir, que l'on paraît employer en Algérie; peu de malades peuvent tolérer le régime lacté.

Si la dyssenterie venait à se compliquer de fièvre, il faudrait, avant d'agir, se bien assurer du caractère de cette fièvre; quand elle n'a aucun caractère inquiétant, il est préférable d'attendre un second accès avant d'administrer la quinine, pour ne pas s'exposer à en donner inopportunément, ce qui pourrait causer de graves accidents. Autant la quinine est sans danger quand la fièvre paludéenne est bien caractérisée, autant elle en présente quand on prend un accès de fièvre symptomatique pour une fièvre d'accès.

Dans les accès pernicieux, il faut agir sans crainte, et se convaincre que le danger est déplacé et que la fièvre seule le constitue. J'ai montré même, par l'observation de Riou, qu'il ne faut pas s'en laisser imposer par une intolérance apparente, et que le médicament doit toujours être donné à hautes doses, par haut, par bas, en frictions, par toutes les voies. Dans ces complications graves, ordinairement la quinine guérit la fièvre et la dyssenterie en même temps. Je ne donne pas de détails sur le traitement de ces accès, qui rentre dans celui des fièvres.

Quant à l'hépatite, dès qu'elle sera bien constatée, on devra suspendre tout traitement évacuant, les vomitifs surtout, et attaquer la complication comme on le fait habituellement pour les phlegmasies parenchymateuses, c'est-à-dire par les saignées abondantes et coup sur coup. On doit cependant avoir égard à la fièvre d'accès qui précède ou accompagne cette phlegmasie, et si son intensité donnait quelque inquiétude, prescrire en même temps le sulfate de quinine. Si une première saignée du bras ne suffit pas, et je la fais de 500 grammes, on revient à une seconde et à une troisième au besoin. Dans les intervalles des saignées, on applique des ventouses et des sangsues sur le côté; matin et soir, je fais une application de sangsues, tant que durent la tension du pouls, la douleur et la gêne de la respiration. En un mot, agir promptement et énergiquement, est la seule chance de succès pour prévenir la suppuration; elle se forme si rapidement! et je ne connais que les saignées abondantes pour arriver à ce but. Les vésicatoires, les cautères de toute nature, appliqués prématurément, gênent la médication ultérieure et font perdre une précieuse ressource. Je n'ai pu obtenir aucun bon effet des médications internes pendant cette période aiguë; les frictions mercurielles sont trop douteuses pour qu'on puisse s'y fier. Concurremment, on applique des cataplasmes et on fait des frictions camphrées à l'épaule quand elle est douloureuse.

Mais l'hépatite n'a pas toujours la même intensité, et peut n'occasionner que peu de réaction, ou bien elle est en récidive, et dans ce cas moins grave; alors le traitement doit être moins actif; c'est alors aussi qu'une dose de calomel enlève quelquefois le point de côté. Les vésicatoires à l'hypocondre, sur la surface desquels je fais faire des frictions journalières avec 2 à 4 grammes d'onguent mercuriel, m'ont rendu des services. La douleur d'épaule est quelquefois assez intense pour forcer à l'attaquer directement par les saignées locales et les révulsifs. Enfin, quand, malgré tous les efforts de la médecine, la suppuration sera survenue, c'est alors un abcès du foie qu'on aura à traiter, et j'ai dit que ce traitement n'appartenait pas à la dyssenterie.

On voit que si j'ai été sobre de saignées dans la dyssenterie, je ne le suis plus quand il s'agit d'une phlegmasie franche, et on le comprendra quand j'aurai montré par les lésions anatomiques la véritable nature de la dyssenterie endémique. Je suis loin de penser, d'ailleurs, que le traitement que je viens d'exposer soit le seul qui doive être mis en usage; je n'ai pas d'autre prétention que d'exposer les moyens qui me réussissent le mieux et auxquels je me suis arrêté. Je sais que beaucoup de cas qui se montrent rebelles à ce qu'on appelle les règles de la médecine, cèdent à des remèdes particuliers propres à la localité. Il n'y a pas de pays où il y ait plus de guérisseurs que dans nos colonies; le grand nombre des malades y devait régler naturellement le nombre des médecins. Chacun a son remède à lui, qu'il prétend infaillible, et ces remèdes sont rarement pris dans la matière médicale; ce sont presque toujours des racines ou des écorces amères, des sucs ou des pulpes de fruits astringents. J'en ai fait l'essai sur moi et sur plusieurs de mes malades, et j'ai été frappé de l'infidélité de ces remèdes et de l'inexactitude de toutes ces assertions.

C'est surtout contre la dyssenterie chronique qu'on a tenté tous ces moyens qui, le plus souvent, ont échoué comme les autres; et on le comprendra, quand on se souviendra que l'état chronique n'est pas seulement une phase de la marche de la maladie, mais que c'est un état général tel, que les fonctions les plus importantes de la vie sont profondément altérées. Aussi, l'exposition du traitement de la dyssenterie chronique n'est-elle qu'une stérile énumération de tous les médicaments toniques ou astringents qui peuvent être administrés en pareil cas.

Cependant, il y a des temps d'arrêt pendant le cours d'une dyssenterie chronique, et il faut tâcher de les faire naître pour prolonger la vie du malade, et pour profiter de la première occasion de le soustraire au foyer endémique. Les moyens sont variés; comme il se présente souvent quelques symptômes aigus au début de la récidive ou de l'état chronique, on peut appliquer une fois des ventouses ou des sangsues; et, si la force de réaction du malade le permet, prescrire l'ipéca vomitif, suivi du petit-lait manné, ou celui-ci seulement quand le malade est trop affaibli. Les boissons laudanisées, ou l'opium fractionné ont une action favorable. C'est à peu près sur ces seuls moyens que je crois pouvoir compter, et je suis forcé de reconnaître que les astringents nombreux et variés, dont on fait tant étalage dans cette forme de la maladie, et dont j'ai fait moi-même usage par acquit de conscience, n'out jamais eu de succès constaté entre mes mains; contre un symptôme à part, tel que la présence du pus dans les selles, leur aspect livide, leur composition presque unique par le sang, j'ai obtenu par l'acétate de plomb, le nitrate d'argent, les acides, des modifications sensibles, comme je l'ai déjà dit; mais jamais tous ces médicaments n'ont attaqué l'état général, qui constitue ici le plus grand danger. Aussi, j'oppose plus volontiers à cet état anémique les amers et les ferrugineux. Je ne fais pas non plus usage des pilules de M. Segond, par la raison que je ne les ai jamais trouvées fidèles. Peut-être aussi, est-ce parce que je répugne à employer les médicaments composés, dont chacun des éléments a une action bien déterminée. Je suis encore à attendre une guérison de dyssenterie chronique sur les lieux mêmes; j'ai vu beaucoup de malades partir de Saint-Pierre, j'en ai renvoyé sur le bâtiment-hôpital, qui sans doute auront guéri en France; mais je n'ai pas vu une dyssenterie chronique s'arrêter naturellement ici. Il n'y a donc d'autre ressource que de retirer le malade du foyer endémique, dès que l'état chronique est bien établi. A chaque voyage du bâtiment-hôpital, le plus grand nombre possible de dyssentériques est rapatrié en Europe; dans les intervalles, je les dirige sur un des établissements de convalescence créés dans l'île, en recommandant, autant que faire se pourra, de ne plus les renvoyer à Saint-Pierre.

Changer de lieu, voilà tout le traitement de la dyssenterie chronique.

La navigation seule suffit souvent aussi à modifier ou à guérir la dyssenterie chronique, et j'ai prouvé ailleurs, par des faits, que la dyssenterie, quand elle sévissait à bord et à la mer, était toujours moins grave que celle qu'on observe à terre, dans les pays chauds. On devra donc rembarquer les marins dont le bâtiment doit reprendre la mer, ou conseiller à ceux qui le peuvent, de naviguer pendant quelque temps.

ANATOMIE PATHOLOGIQUE.

J'ai suivi dans cette étude l'ordre naturel de l'observation; c'est donc par l'examen nécroscopique que je devais terminer.

J'éprouve quelque embarras à exposer les lésions anatomiques déterminées par la dyssenterie endémique de Saint-Pierre. Quand on veut se borner à donner les résultats de son observation personnelle, et que ces résultats sont différents, et même tout à fait opposés à ceux qui ont été signalés par des médecins qui ont exercé sur le même théâtre, on peut être accusé, par ceux qui n'ont pu voir par eux-mêmes, d'erreurs dans les appréciations. Il y a cependant ici une circonstance importante qui vient me prêter l'appui de sa force et de sa vérité : c'est la concordance des descriptions recueillies par tous les chirurgiens qui ont fait et rédigé des autopsies, à des époques différentes et sous la direction de médecins ayant des opinions fort dissemblales.

Toutes les autopsies graves se font, à Saint-Pierre, sous les yeux du médecin; le scalpel est tenu par un jeune chirurgien de deuxième ou de troisième classe, toujours versé dans les connaissances anatomiques les plus précises, mais se bornant à retracer les lésions qu'il a sous les yeux, sans les interpréter jamais. Après que l'autopsie a été rédigée sur la feuille de clinique, elle est ensuite inscrite sur un registre particulier tenu par le prévôt de l'hôpital. Eh bien! j'ai compulsé avec attention ce registre pendant une série de plusieurs années, et j'ai été frappé de l'accord des descriptions et même des expressions que présentent toutes les autopsies : gangrène, escarre, ulcérations, pourriture, etc., voilà comment les lésions y sont toujours caractérisées.

Dans les maladies des régions tempérées, je conçois des lésions diverses, qu'on peut classer en plusieurs degrés ou divisions, suivant les aspects qu'ont offerts ces maladies pendant la vie; mais, pour une maladie de cause locale et spécifique comme celle qui nous occupe, je ne trouve qu'un caractère anatomique toujours le même, variant seulement par son intensité ou son étendue, jamais par sa nature. La gangrène, l'escarre gangréneuse, l'ulcération, le putrilage, voilà les caractères anatomiques de la dyssenterie endémique de Saint-Pierre; et l'on ne peut pas s'imaginer jusqu'à quel point peuvent arriver ces lésions. Dans les cas les plus graves, depuis la valvule de Bauhin jusqu'à l'anus, la muqueuse a complétement perdu son aspect membraneux; elle est épaissie, ramollie, grisâtre, ardoisée ou brune, et tellement trouée d'ulcérations qu'elle ressemble à une grande toile à larges mailles, baignant dans un pus grisâtre et infect, et ne tenant presque plus nulle part aux tuniques sous-jacentes; la fibreuse est presque toujours détruite, et la musculeuse elle-même peut être atteinte et laisser à nu la séreuse, qui n'échappe même pas toujours à la gangrène. Vouloir assigner une forme, une étendue, aux ulcérations dans ce cas, c'est chose tout à fait impossible, tout aussi bien que de déterminer lequel des éléments de la membrane a été atteint le premier. On dirait que toute la membrane a été frappée en même temps, et qu'elle s'est immédiatement désorganisée, et cela dans l'espace de quelques jours; car les lésions sont en général d'autant plus graves que la maladie a duré moins longtemps.

Voici d'ailleurs comment s'exprime M. Huibant, chirurgien de 3e classe, dans l'autopsie du nommé Thoullet, fusilier au 2e régiment de marine, entré le 6 novembre 1850 à l'hôpital, mort le 28 du même mois, de dyssenterie aiguë:

.... « A l'ouverture de l'abdomen, on trouve des adhérences du gros intestin avec les parties voisines sur plusieurs points; on aperçoit à l'extérieur des plaques violacées, noirâtres, parfois bosselées, indices certains de la désorganisation intérieure; la perte de cohésion de l'intestin est excessive, et, en le détachant, on sépare le rectum de son extrémité inférieure par la traction la plus légère.

« A l'ouverture de l'intestin, on trouve des désordres considérables; ils commencent à la valvule de Bauhin, et existent dans toute l'étendue inférieure du tube; mais ils sont plus prononcés dans le premier et le dernier tiers. Les altérations consistent dans un aspect bosselé et œdémateux de la muqueuse qui est complétement désorganisée, et n'offre, dans la plus grande partie de son étendue, qu'une sorte de détritus ou de bouillie grisâtre, dans lequel nagent des lambeaux de membranes presque entièrement détachés, et ne tenant quelquefois que par quelques filaments aux tuniques sous-jacentes. Quand on enlève cette sorte de magma, on voit à découvert un grand nombre d'ulcérations à bords déchiquetés et noirâtres, formées à leur fond par les tuniques celluleuse et musculeuse, quelquefois par la séreuse seulement. Ces tuniques sont épaissies, hypertrophiées, et d'une consistance lardacée; cependant, elles ont perdu leur force de cohésion, car elles se déchirent par le moindre effort. »

A un degré moins avancé de désorganisation, la muqueuse a toujours une teinte générale gris perle, ardoisée; et quelques points moins altérés sont d'un rouge livide. Elle est ulcérée inégalement suivant les points de son étendue où on l'observe, et le liquide dans lequel elle baigne est moins abondant, rougeâtre, purulent ou noirâtre. D'autres fois, la muqueuse épaissie, et elle l'est toujours, a une consistance plus grande, au lieu d'être ramollie; elle peut même devenir lardacée, et crier sous le scalpel qui la divise; mais ce dernier caractère se rencontre plus souvent dans la forme chronique.

Les ulcérations sont toujours le résultat de la chute d'une escarre, ainsi qu'il est facile de le voir par leurs bords noirâtres et taillés le plus souvent à pic; on peut d'ailleurs prendre la nature sur le fait, car il arrive quelquefois que des escarres sont encore en place sous forme de plaques noires ou gris sale; ou bien que d'autres ne sont qu'incomplétement détachées. Leur forme est en général elliptique et leur disposition transversale, sauf le cas où la pourriture ne laisse rien distinguer; leur étendue varie depuis 2 ou 3 millimètres jusqu'à tout le calibre de l'intestin. Elles ont presque toujours des bords relevés en bourrelet ou taillés à pic, et sont quelquefois si petites et si nombreuses qu'on dirait qu'on a tiré un coup de fusil à plomb sur la muqueuse. Il est rare, mais il arrive pourtant quelquefois, qu'elles n'intéressent pas toute l'épaisseur de la membrane; le plus habituellement, elles sont fermées à leur fond par la tunique musculeuse de l'intestin, et la fibreuse est presque toujours détruite. On rencontre même assez souvent, entre la muqueuse et la musculeuse, une couche de pus qui semble être le résultat de la fonte purulente de la tunique fibreuse. Le nombre de ces ulcérations est quelquefois difficile à apprécier, tant elles sont pressées les unes contre les autres.

Dans une autopsie faite par M. Cosquer, chirurgien de 3e classe, on en a compté 145.

Ainsi que je l'ai dit, la musculeuse n'échappe pas toujours à la désorganisation, et l'on ne voit que la séreuse au fond de ces ulcérations; alors, des adhérences sont formées à l'extérieur, et des perforations se produisent quand on les détruit. Dans ces cas, au reste, tout le tube intestinal est tellement ramolli, que, par la moindre traction, il se déchire comme un tissu de coton pourri. Voici ce que dit M. Cosquer pour dépeindre cet état dans l'autopsie du nommé Tranchet, Jules, fusilier au 2e régiment d'infanterie de marine, mort le 31 novembre 1849.

..... « Les côlons contiennent un liquide sanguinolent de consistance pultacée. Du cœcum au rectum, la muqueuse boursouflée, noirâtre, épaisse et ramollie est criblée d'ulcérations et d'escarres gangréneuses intéressant toute l'épaisseur de l'intestin. Les moindres tractions opérées sur ce viscère le mettent en lambeaux. »

Au fond des ulcérations, on aperçoit quelquefois des granulations jaunes ou livides de dimensions variables; ces mêmes granulations peuvent se rencontrer sur la surface de la muqueuse; mais cette lésion appartient plus particulièrement à la forme chronique. Enfin, la tunique séreuse elle-même peut être frappée par la gangrène; alors une perforation a lieu, et une péritonite foudroyante enlève brusquement le malade. En voici un exemple :

Autopsie faite par M. Massiou, chirurgien de 2e classe : le nommé Rocher, âgé de 25 ans, fusilier au 2e régiment d'infanterie de marine, entré à l'hôpital le 27 août, mort, le 8 décembre 1847, de perforation intestinale, suite de dyssenterie :

..... « A l'ouverture de l'abdomen, on trouve un épanchement considérable de sérosité jaunâtre, louche, tenant en suspension des flocons purulents blanchâtres. Les organes pleins contenus dans cette cavité, de même que la masse intestinale, sont recouverts d'une couche épaisse de pus, en forme de dépôt, qu'on croirait d'abord provenir de quelque vaste foyer phlegmoneux. Sous cette couche purulente, le péritoine est de couleur ardoisée, foncée, noirâtre par places; cette coloration se voit sur tous les viscères.

« A la convexité de la seconde courbure de l'S iliaque existe une perforation complète de l'intestin de dedans en dehors.

La muqueuse et la musculeuse sont réduites à l'état de putrilage noirâtre ; la tunique séreuse présente une plaque gangréneuse de la largeur d'une pièce de 50 centimes, et c'est au centre de cette plaque que s'est faite la perforation qui, en donnant issue aux matières épanchées, a déterminé la péritonite à laquelle le malade a promptement succombé. A l'intérieur du gros intestin, on trouve la muqueuse sphacélée et de nombreuses ulcérations. »

Tel est l'aspect que présentent le plus habituellement la muqueuse et les ulcérations. On ne rencontre pas toujours le même degré d'altération sur tous les points du gros intestin ; assez souvent, cette altération commence brusquement au cœcum, et remonte le long du côlon ascendant pour diminuer ensuite jusqu'à l'iliaque où les ravages recommencent avec plus d'intensité jusqu'à la fin du rectum. Cette dernière partie est presque toujours le siége des plus graves désordres ; les ulcérations y sont tellement nombreuses et étendues, que toute la muqueuse paraît détruite. Quelquefois aussi, les lésions sont à peine sensibles au cœcum, et vont en augmentant le long des côlons jusqu'au rectum ; dans ce cas, la muqueuse toujours épaisse est d'une teinte livide avant de prendre la teinte gris perle ou ardoisée qui caractérise la gangrène.

Dans la forme chronique, on rencontre quelques caractères autres que ceux qui viennent d'être exposés. Ainsi, quand le malade s'éteint sans recrudescence aiguë, on peut trouver la membrane amincie et le calibre de l'intestin augmenté ; et, de distance en distance, des taches réticulées, violacées, noires, sont évidemment des cicatrices d'anciennes ulcérations. Ces cicatrices se rencontrent aussi quand la muqueuse est épaissie, et elles sont trop fréquentes et trop nombreuses pour pouvoir être niées ; les ulcérations peuvent donc guérir et se cicatriser ; la sortie, et avec guérison, de longues portions de membranes le prouve suffisamment d'ailleurs. Dans cette forme, la muqueuse peut avoir acquis une consistance lardacée, comme squirrheuse, surtout vers le rectum ; elle présente fréquemment à sa surface des granulations jaunâtres et des excroissances verruqueuses du volume d'une fraise, parsemées quelquefois de points noirs qui sont des escarres, et qui laissent à nu de petites ulcérations, quand on les enlève.

On peut encore observer des excroissances ou tumeurs de

nature variable ; en voici un exemple où l'altération pathologique a présenté une composition toute particulière :

Autopsie faite par M. Cornilliac, chirurgien de 3e classe :

..... « Le nommé Heuze, fusilier à la 26e compagnie du 2e régiment d'infanterie de marine, entré la dernière fois à l'hôpital le 9 avril 1847, et mort le 15 août de dyssenterie chronique.

« La muqueuse du gros intestin épaissie dans toute son étendue présente aux côlons ascendant et transverse des arborisations d'un rouge brun sur un fond grisâtre, et de nombreuses ulcérations aux bords noirâtres et déchiquetés, intéressant la muqueuse et la fibreuse.

« Au côlon descendant, on rencontre une altération d'un genre particulier : on remarque d'abord des élevures bosselées, circonscrites, comme si une bulle d'air s'était développée entre la muqueuse et la fibreuse. En incisant ces élevures, on enlève, avec la pointe d'un scalpel un petit corps rond translucide, de consistance gélatineuse, de forme irrégulière, ayant à peu près le volume d'une lentille, et offrant assez de rapport avec le cristallin. Sur quelques-unes de ces élevures, on remarque un point acuminé, jaunâtre ; et, si on incise, on voit que c'est le petit corps qui a suppuré. »

Enfin, les lésions sont quelquefois tellement variées et compliquées dans la dyssenterie chronique, qu'elles échappent à toute description régulière, et je me bornerai, pour en donner une idée, à transcrire l'autopsie suivante, faite par M. Barthélemy Benoit, chirurgien de 3e classe :

Autopsie du nommé Rigoin, fusilier au 2e régiment d'infanterie de marine, entré à l'hôpital le 16 janvier, mort le 2 février 1846, de dyssenterie chronique.

« Maigreur squelettique, peau blanche, système pileux peu développé, traces de ventouses scarifiées à l'hypogastre et dans les fosses iliaques, rigidité cadavérique médiocre.

« Le crâne n'a pas été ouvert.

« Les organes de la poitrine sont sains ; on ne rencontre que quelques adhérences sous forme de brides au sommet du poumon droit et un peu de sérosité dans le péricarde.

« A l'ouverture de l'abdomen, on trouve la masse intestinale comprimée par les parois de cette cavité, et appliquée des deux côtés de la colonne vertébrale. La teinte extérieure est d'un gris ardoisé, parsemé de plaques nacrées ; l'épiploon est très-injecté, entièrement dépourvu de tissu graisseux.

« Le foie est de volume normal, d'une couleur fauve chamois, plus prononcée à l'intérieur qu'à l'extérieur; son tissu est très-ramolli; ses granulations paraissent entièrement effacées, et les incisions laissent écouler un sang noir et fluide.

« La vésicule est distendue par une bile noire, séreuse; de couleur vert bouteille, quand elle est étendue.

« L'estomac n'offre rien à noter : quelques arborisations de couleur grenat se rencontrent seulement vers le grand-cul-de-sac.

« L'intestin grêle présente quelques plaques brunes très-espacées; ses deux tiers inférieurs offrent des parois tellement amincies que les diverses tuniques y semblent à l'état de vestige.

« Quant au gros intestin, il est le siége d'une désorganisation si profonde et d'une altération si peu en rapport avec ce qu'on observe habituellement, qu'il est, pour ainsi dire, impossible d'en faire une description complète. La muqueuse de toute cette portion du tube digestif, baignée par un liquide brunâtre et sanieux présente une consistance lardacée. Sa surface est hérissée de végétations verruqueuses, à l'état de granulation dans quelques endroits, et dans d'autres, réunies en groupes, en masses considérables; elles sont grisâtres, rugueuses, résistantes au toucher. Dans leurs intervalles, se rencontrent des ulcérations plus ou moins étendues, recouvertes par un putrilage noirâtre; plusieurs d'entre elles vont jusqu'à la séreuse; elles sont circonscrites par un bourrelet de la muqueuse. La tunique péritonéale a pris une consistance et une épaisseur presque cartilagineuse. »

L'ulcération est donc en définitive le caractère anatomique de la dyssenterie endémique de Saint-Pierre; mais cette ulcération n'est que le résultat de la chute d'une escarre gangréneuse. Toutefois, elle n'en caractérise pas moins la maladie, au même point que l'ulcération résultant de la chute des plaques de Peyer caractérise la fièvre typhoïde. Il y a toujours ulcération, quand le malade a succombé à la dyssenterie; mais si un malade atteint d'une dyssenterie légère vient à succomber à un accident intercurrent, l'abcès du foie par exemple, on ne trouve alors que des teintes livides, ou des épaississements partiels de la muqueuse. J'avoue que je n'ai pas recherché lequel des éléments constitutifs de la muqueuse pouvait être frappé primitivement; j'ai presque toujours trouvé une désorganisation si complète, une pourriture si générale, et ces accidents se produisent quelquefois si promptement, que j'ai pensé que tous les éléments de la membrane devaient être frappés simultanément.

Je ne parlerai pas des lésions secondaires que présentent les autres organes dans la dyssenterie; elles sont variées comme dans toute autre maladie; mais on doit pressentir, par l'insistance que j'ai mise à signaler la participation du foie à cette maladie, que je parlerai des lésions de cet organe.

Ici encore, comme pour la gangrène, j'ai trouvé l'accord le plus unanime dans les autopsies inscrites au registre; il n'en est pas une où il ne soit fait mention d'une altération quelconque du foie. Dans la dyssenterie aiguë, lorsqu'il n'y a pas d'abcès, cet organe est généralement hypertrophié, d'un rouge brun, ramolli dans un point ou dans la totalité de son étendue, se déchirant avec facilité, et donnant par l'incision un sang noir, abondant et diffluent. D'autres fois, l'hypertrophie, qui est presque constante, est accompagnée d'une consistance plus grande du tissu qui est alors friable et moins gorgé de sang. La bile est presque toujours abondante, épaisse, de consistance ou de couleur de goudron, si on l'examine dans son ensemble; et de couleur jaune, si on l'étend en couches minces.

Dans la forme chronique, au contraire, il y a presque toujours atrophie, avec décoloration et consistance variable ; dans quelques cas rares, on a noté l'hypertrophie avec décoloration et tous les caractères de l'obstruction. Dans cette forme, la bile est plus souvent jaune, diffluente, séreuse, quelquefois vert bouteille. Elle présente souvent des sédiments graveleux qui paraissent des rudiments de calculs biliaires, car il n'est pas rare de rencontrer de petits calculs tout formés ; dans deux des autopsies, on a trouvé ces calculs réunis dans une ampoule à la surface du foie. En un mot, que ce soit altération de volume, de consistance, de couleur, de sécrétion, le foie et ses dépendances sont toujours malades dans les deux formes de cette dyssenterie.

NATURE ET SIÉGE.

Dans la plupart des traités de dyssenterie, il est fait mention de la dyssenterie gangréneuse, mais comme d'une forme particulière de la maladie, et non comme du caractère essentiel de sa nature. Ici, je n'hésite pas à le dire, l'inflammation gangréneuse forme le caractère spécial de la maladie. Ce n'est point l'intensité de l'inflammation qui cause cet effet, c'est sa nature même qui la fait passer sans transition des premières manifestations de la maladie au sphacèle partiel ou général d'une ou de plusieurs des tuniques du côlon. Il existe d'ailleurs plusieurs inflammations extérieures offrant ce caractère gangréneux ; et ce n'est évidemment qu'à des causes spécifiques que peuvent être rapportées ces inflammations spécifiques elles-mêmes. On doit donc reconnaître, dans les causes provenant de la localité, qui impriment un caractère spécial à la dyssenterie de Saint-Pierre, une spécificité incontestable.

La dyssenterie endémique, qui fait l'objet de cette étude, a son siége limité au gros intestin, au point que la valvule de Bauhin paraît une barrière que ne franchissent jamais les désordres anatomiques. Mais ce siége qui lui est commun avec toutes les dyssenteries, s'étend pour elle à l'appareil biliaire, que j'ai démontré symptomatiquement et anatomiquement être toujours malade.

On voit, si mes observations sont justes, que cette dyssenterie méritait d'être exposée sous son véritable jour. Son histoire demandait les développements que comporte un sujet si grave, et qui seuls peuvent faire comprendre les difficultés contre lesquelles doit lutter le médecin chargé de traiter cette maladie à Saint-Pierre.

Le 12 décembre 1851.

DUTROULAU.

Paris.—Imprimerie de Paul Dupont,
rue de Grenelle-St-Honoré, 45.

www.ingramcontent.com/pod-product-compliance
Ingram Content Group UK Ltd.
Pitfield, Milton Keynes, MK11 3LW, UK
UKHW022136190726
13855UKWH00003B/1179

9 782013 045797